Wacker / Wacker

Gesundheitserlebnis Basenfasten:
Schlank und vital ohne Leistungsverlust

Sabine Wacker
Dr. med. Andreas Wacker

Gesundheitserlebnis
Basenfasten:
Schlank und vital ohne Leistungsverlust

- Essen Sie sich schlank: Genussvoll entsäuern, entschlacken und abnehmen

- Essen Sie sich gesund: Neue Hilfe bei Allergien, Rheuma und Darmerkrankungen

- Essen Sie 100% basisch: Über 80 speziell entwickelte Rezepte

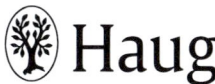 Haug

Die Deutsche Bibliothek – CIP-Einheitsaufnahme
Ein Titeldatensatz für diese Publikation ist bei Der Deutschen Bibliothek erhältlich.

© 2002 Karl F. Haug Verlag in MVS Medizinverlage Stuttgart GmbH & Co. KG.,
Postfach 30 05 04, 70445 Stuttgart

Lektorat: Dr. Elvira Weißmann-Orzlowski
Bearbeitung: Susanne Arnold
Umschlagfoto: ZEFA
Umschlaggestaltung: Cyclus • Visuelle Kommunikation, Stuttgart
Satz: IPa, Vaihingen/Enz
Druck und Verarbeitung: Westermann Druck Zwickau

ISBN 3-8304-2075-7   2 3 4 5

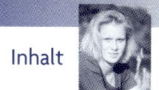

Inhalt

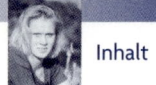

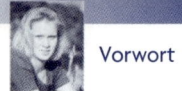

Vorwort

Einerseits steigen die Kosten des Gesundheitswesens der Industrienationen ins Unermessliche, andererseits beklagen alle Menschen die zunehmende Technisierung und Enthumanisierung der Medizin. Die Menschen in unserem Land sind stolz darauf, weitgehend selbst verantwortlich, unabhängig und selbstbewusst zu handeln; sie sollten daher auch bereit sein, sich aus den Zwängen des gegenwärtigen, überlasteten Gesundheitssystems zu lösen.

Der zeitweilige Verzicht auf Nahrung, das Fasten, ist ein Weg hierzu. Vor allem bei der Bewältigung der vorwiegend chronischen Krankheitsbilder, die in unserem Land über zwei Drittel aller Krankheiten ausmachen, ist die moderne Medizin häufig machtlos.

Von keiner Seite wird heute ein kausaler Zusammenhang dieser Krankheitsbilder mit dem Lebensstil bestritten, so dass völlig richtig von gesundheitspolitischer Seite mehr Eigenverantwortlichkeit und Gesundheitsmündigkeit gefordert wird.

Naturheilkundlich orientierte Ärzte vertreten nicht zu Unrecht schon seit Jahrtausenden die Auffassung, dass Verdauungsvorgänge und Darmgeschehen eine wesentliche Rolle bei der Entstehung von chronischen und degenerativen Erkrankungen spielen. Um die Selbstregulation eines belasteten oder erkrankten Organismus wiederherzustellen, ist das Prinzip des zeitweiligen Nahrungsverzichtes oder der Nahrungsbeschränkung eine der ältesten naturheilkundlichen Methoden.

In einer Zeit, in der die allgemeine Reizüberflutung eines der wichtigsten Probleme unserer Gesellschaft darstellt, ist das Heilfasten auch eine ideale Möglichkeit der Reizentlastung und der Gesundheitsvorsorge. Welche Form des Fastens der Einzelne für sich bevorzugen mag – Entschlackung und Entsäuerung sind heute notwendig. Fasten steht niemals allein für sich – es beinhaltet zahlreiche Elemente aktiver Gesundheitsbildung.

Da das Heilfasten eine intensive Mitarbeit des Patienten verlangt und nicht selten ein Verzicht der Nahrungsaufnahme unzumutbar oder kaum möglich erscheint, hat Sabine Wacker mit ihrer Methode des Basenfastens eine ideale, milde Fastenform ohne Heilkrisen entwickelt, die es auch berufstätigen und kranken, geschwächten Menschen ermöglicht, von den positiven Wirkungen dieses Heilverfahrens zu profitieren.

Gerade für chronische Kranke ist mit dem Basenfasten ein Einstieg in ein langfristiges Ernährungskonzept möglich, um nicht nur kurzfristig eine Symptomerleichterung zu bewirken. Es ist zu wünschen, dass über das Basenfasten viele Menschen zu einem gesundheitsbewussteren und achtsameren Umgang mit sich selbst finden.

Dr. med. György Irmey

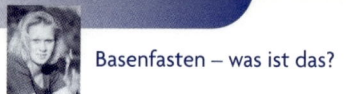

Basenfasten – was ist das?

Die Bedeutung des Fastens in der Naturheilkunde früher und heute

Fasten gehört zu den ältesten Naturheilverfahren der Menschheit. Fasten – der freiwillige Verzicht von Nahrungsaufnahme für einen begrenzten Zeitraum – ist eine seit Jahrtausenden bewährte Form der Entgiftung und Entschlackung. Fasten dient der Aufrechterhaltung unserer Gesundheit und hilft auch kranken Menschen, wieder gesund zu werden.

Wir finden in allen großen Kulturen Hinweise auf Fasten, meist in Kombination mit Darmreinigung. Der Pharao als politisches und religiöses Oberhaupt im alten Ägypten fastete immer vor wichtigen Entscheidungen, um einen klaren Kopf zu haben. Auch Jesus fastete 40 Tage in der Wüste. Aus nachchristlicher Zeit gibt es aber auch Hinweise auf das so genannte Sühnefasten-Fasten, um Buße zu tun. Der große Naturarzt Paracelsus (Theophrast Bombast von Hohenheim, 1493–1541) sah im Fasten den Weg, um seinem „inneren Arzt", den Archeaus paracelsi, wieder Raum zum Tätigwerden zu geben. Fasten war für ihn eine wichtige Voraussetzung, um wieder gesund zu werden. Dieser Archaeus paracelsi ist nichts anderes, als das, was 250 Jahre später Samuel Hahnemann, der Begründer der Homöopathie, die Selbstheilkräfte nannte. Heute sprechen wir von den Regulationskräften und meinen damit unsere Selbstheilungskräfte.

Wie immer wir es auch nennen, an der Bedeutung des Fastens für unsere Gesundheit hat sich seit Paracelsus' Zeiten nichts geändert. Fasten bedeutet Entlastung des Stoffwechsels und des gesamten Organismus. Besonders der Verdauungstrakt wird während einer Fastenkur entlastet. Ein entlasteter Organismus ist neuen Herausforderungen, seien sie körperlicher oder seelischer Natur, besser gewachsen. Eine Fastenkur bildet zudem die optimale Grundlage für den Erfolg jeder Therapie. Dennoch rückte die Bedeutung solcher

Therapien angesichts der modernen Apparatemedizin immer mehr in den Hintergrund. Sicher haben viele Therapeuten und Patienten gehofft, dass es bequemere Wege gibt, um gesund zu bleiben. In Zeiten zunehmender Nebenwirkungen moderner Medizin und Medikamente und der Kostenexplosion im Gesundheitswesen muss betont werden, dass Fasten die kostengünstigste Therapie überhaupt ist!

Im 20. Jahrhundert haben viele Therapeuten – wie Dr. Norman Walker, Prof. Ehret, F. X. Mayr und vor allem Dr. med. Otto Buchinger – dazu beigetragen, Heilfasten wieder gesellschaftsfähig zu machen. Es ist vor allem der Verdienst Otto Buchingers, dass Heilfasten in allen Bevölkerungsschichten bekannt und beliebt wurde. Die Bedeutung solcher Entlastungskuren in einer Zeit, in der chronische Krankheiten in dramatischer Weise zunehmen, kann nicht genügend betont werden.

INFO

Fasten ist die kostengünstigste Therapiemethode, die wir kennen.

Wie ich auf Basenfasten gekommen bin

Das traditionelle Heilfasten, wie wir es kennen, ist eine Form des Fastens, bei der auf Nahrungsmittel gänzlich verzichtet wird. Während dieser Kur ist es wichtig, sich Ruhe und eventuell eine berufliche Auszeit zu gönnen, da es, je nach Gesundheitszustand des Fastenden, zu leichten oder schweren Heilkrisen kommen kann. Diese Ruhezeit ist auch wichtig, um während der Fastenzeit ganz abschalten zu können. Seit Jahren begleite ich zusammen mit meinem Mann, der als homöopathischer Arzt tätig ist, Fastende nach der Buchinger-Methode in kleinen Gruppen an verschiedenen Volkshochschulen. Ich schätze diese Form des Heilfastens sehr, ebenso die Pionierarbeit, die Herr Buchinger senior in den vergangenen Jahrzehnten geleistet hat. Auch ihm war es ein Anliegen, dass eine Woche Heilfasten ein Einstieg in eine neue, gesündere Lebensweise bedeuten kann. Er hat als überzeugter Fastenarzt, dem auch der religiöse Hintergrund des Fastens sehr wichtig war, sicher nie beabsichtigt, dass Fasten lediglich als ein einwöchiger Ausstieg aus unserem „normalen" Leben gesehen wird, sozusagen als eine Art Befreiung vom schlechten Gewissen. Welchen Gewinn haben ein oder zwei Fastenwochen, wenn der Körper die übrigen 50 Wochen des Jahres mit Ungesundem vollgestopft wird? Genau genommen ist dies für den Körper Stress.

Wichtig

Der Nutzen von zwei Fastenwochen im Jahr ist sehr fragwürdig, wenn man sich in den verbleibenden 50 Wochen ungesund ernährt.

Der Nutzen von zwei Fastenwochen im Jahr ist sehr fragwürdig, wenn man sich in den verbleibenden 50 Wochen ungesund ernährt. Leider erlebe ich dies in der Praxis allzu oft. Wenn wir uns zum „Ernährungsabend" treffen, dem Abend, an dem vor allem über die Aufbautage und über die Ernährung nach dem Fasten gesprochen werden soll, höre ich die Teilnehmer von „Pfälzer Saumagen" (meine Praxis ist in Mannheim!) und ähnlichen „Köstlichkeiten" schwärmen. Wenn ich dann vorschlage, den Anteil an tierischem Eiweiß, also Fleisch, Wurstwaren und Milchprodukte, in Zukunft erheblich einzuschränken, dann werden Proteste laut.

„Was habe ich denn noch vom Leben, wenn ich nur noch Gemüse essen soll?" – „Immer nur Gemüse – wie langweilig!" Dieses Schwarzweiß-Denken ist vor allem bei den notorischen Ungesundessern (den Fleischessern wie auch den Puddingvegetariern) weit verbreitet. Ich habe mich gefragt, woran das liegen mag und bin in meinen Kursen intensiv auf diese Fragen der Teilnehmer eingegangen. Abgesehen davon, dass grundlegende Veränderungen in der Lebensweise vielen Menschen Angst machen (die Angst vor Neuem), habe ich festgestellt, dass es vor allem mangelnde Phantasie ist, die Menschen davon abhält, sich kreativ mit den genussreichen Abenteuern der Gemüseküche auseinander zu setzen. Warum muss ein Carpaccio immer ein Carpaccio aus Fleisch oder Fisch sein? Carpaccio bedeutet zunächst hauchdünne Scheiben, und wir wissen, dass hauchdünne Scheiben anders schmecken und vor allem auf dem Teller anders aussehen als dick geschnittene Klötze. Ein Carpaccio von frischen Egerlingen, mit dem Trüffelhobel hauchdünn geschnitten, ist ein Augen- und Gaumenschmaus bei jedem Brunch. Und: es ist rein basisch.

Aber es gibt noch weitere Gründe, weshalb ich auf Basenfasten gekommen bin. Nicht jeder hat die Zeit und den Mut, sich ein- bis zweimal im Jahr eine Auszeit zum Fasten zu nehmen. Ich habe in meiner Praxis viele Patienten, die in einem stressigen Berufsalltag stehen, aber dennoch gerne fasten möchten, ohne dafür ihren Urlaub opfern zu müssen. Diese Menschen bedürfen einer milderen Fastenform, damit sie auch während der Arbeitszeit etwas für ihre Gesundheit tun können. Auch gibt es viele kranke und geschwächte Menschen, für die eine reine Fastenkur zu belastend wäre, und die dennoch dringend einer Entgiftung und Entsäuerung bedürfen. Sie scheuen sich meist zu fasten, weil sie die Heilkrisen fürchten. Aus diesen Gedanken und Erfahrungen heraus habe ich mir überlegt, was genau den Entlastungseffekt beim Fasten ausmacht. Ich bin zur Überzeugung gelangt, dass es vor allem der Verzicht auf säurebildende Nahrungsmittel ist, der den Körper zur Entschlackung führt. Demzufolge sollte auch der ausschließliche Verzehr rein basischer Kost zur Entsäuerung führen. Und so ist es auch. Es ist, wie ich im Laufe der Jahre festgestellt habe, möglich, durch eine rein basische Kost den Körper zu entsäuern.

Zahlreiche Fastengruppen, in denen sich die Teilnehmer rein basisch ernähren, haben gezeigt, dass damit schon beträchtliche gesundheitliche Erfolge erzielt werden können. Ich habe mich folglich auf die Suche nach rein basischen Rezepten gemacht und festgestellt, dass es zwar viele Säure-Basen-Kochbücher gibt, aber kein Buch mit Rezepten, die rein basisch sind. Und so ist mein erstes Basenfasten-Script für meine Patienten mit eigens von mir erschaffenen Rezepten entstanden. Und viele haben in dieser Basenfastenwoche so viele Ideen und Rezepte erhalten, dass sie motiviert wurden, vieles davon in ihren Alltag zu übernehmen.

Wichtig

Allein der Verzicht auf säurebildende Nahrungsmittel führt den Körper zur Entsäuerung.

Was ist Basenfasten?

Basenfasten ist eine milde Form des Fastens, die auch als Entlastungskost oder Heilkost bezeichnet werden kann. Es hat sich gezeigt, dass es genügt, für eine begrenzte Zeit alle sauer wirkenden Nahrungsmittel aus dem Speiseplan zu entfernen, um einen deutlichen Entschlackungseffekt zu erzielen. Der absolute Vorteil dieser Fastenart ist, dass der Organismus im Vergleich zum traditionellen Heilfasten wesentlich weniger strapaziert wird.

Wissenswertes

Vorteile des Basenfastens
Der absolute Vorteil dieser Fastenart ist, dass der Organismus im Vergleich zum traditionellen Heilfasten wesentlich weniger strapaziert wird.

Wenn Sie nur Säfte oder Gemüsebrühe zu sich nehmen, wird der Stoffwechsel heruntergefahren. Beim Basenfasten essen Sie eigentlich ganz normal – Sie verzichten lediglich auf alle säurebildenden Nahrungsmittel. Dadurch geht die Stoffwechselarbeit unverändert weiter, nur die Belastungsfaktoren fallen weg. Der Effekt: Eine Entgiftung findet genauso statt wie beim traditionellen Fasten und ohne Mühe und mit einem schönen Sättigungsgefühl können Sie bis zu 4 kg Gewicht in einer Woche verlieren. Das kommt natürlich all den Fastenwilligen entgegen, die zu starken Heilkrisen neigen. Basenfasten wird viel besser vertragen und lässt sich leicht in jeden, noch so stressigen Alltag einbauen. Grundsätzlich ist alles erlaubt, was der Körper basisch verstoffwechselt. Dies sind im Wesentlichen Obst, Gemüse, Kräuter und Pflanzenöle. Aber natürlich kommt es auf die Zusammensetzung und die Menge an. Ein Entlastungstag ist beim Basenfasten nicht unbedingt nötig. Auch gibt es kein Fastenbrechen.

Fastenbrechen erfolgt üblicherweise mit einem Apfel und der darf ja während der gesamten Fastenzeit gegessen werden. Den Aufbautagen und der Ernährung nach dem Fasten – einer Ernährung im Säure-Basen-Gleichgewicht – wird dafür eine größere Bedeutung beigemessen.

Ziele des Basenfastens

Die Ziele und Erfolge des Basenfastens sind vergleichbar mit denen des Heilfastens. Eine Entschlackung und Entsäuerung des Organismus und Besserung oder gar Heilung von chronischen Erkrankungen ist meist die Motivation von Fastenwilligen. Viele Menschen haben mit Fasten auch sehr gute Erfolge erzielt. Damit diese Erfolge von Dauer sind, ist meist eine langfristige Umstellung der Ernährungs- und Lebensweise erforderlich. Eines der Hauptziele des Basenfastens ist deshalb nicht primär der Effekt dieser einen Woche, sondern der Einstieg in eine neue Denk-, Lebens- und Ernährungsweise.

Dadurch, dass gegessen werden darf, entstehen diese Hungergefühle nicht, die beim Heilfasten in den ersten Tagen aufkommen können. Wer zum ersten Mal Basenfasten macht, ist oft überrascht, wie angenehm gesättigt man von reiner Basenkost sein kann, wie lecker eine Suppe ganz ohne Rahm schmecken kann, und wie wohl man sich dabei fühlt. Ein Teilnehmer meines letzten Kurses brachte es auf den Punkt: „Ich habe mich gefragt, was ich in dieser Woche vermisst habe; ich habe nichts gefunden ...“

INFO

Durch Basenfasten können Sie ohne Mühe und mit einem schönen Sättigungsgefühl bis zu 4 kg Gewicht in einer Woche verlieren.

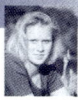

Für wen ist Basenfasten geeignet?

Basenfasten ist prinzipiell für jeden Menschen geeignet. Wie jede Fastenkur, kann Basenfastenkur als reine Gesundheitsvorsorge durchgeführt werden, und zwar von jedem Erwachsenen. Der Vorteil dieses Fastens ist jedoch, dass auch chronisch kranke, schwache Menschen durch Basenfasten eine Entlastung und Entgiftung ihres Körpers erreichen können. Sie erhalten während der Basenfastenwoche genügend Nährstoffe und Kalorien, so dass der kranke Stoffwechsel nicht unnötig strapaziert wird.

Schlanke Menschen, die Basenfasten nur zur Entsäuerung einsetzen wollen, erhöhen einfach die Essmengen und nehmen öfter kohlenhydrathaltige Gemüse und Obstsorten wie Kartoffeln, Bananen, Trockenfrüchte und Mandeln zu sich. Wer gerne abnehmen möchte, sollte die Essmengen so niedrig wie möglich halten. Allergiker müssen vor der Fastenwoche genau abklären lassen, gegen welche Nahrungsmittel sie allergisch reagieren. Erschreckend viele Menschen sind gegen Getreide und Milchprodukte allergisch und wissen nichts davon. Meist leiden sie deshalb unter einem sogenannten Reizdarmsyndrom und/ oder Blähungen. Da Basenfasten völlig frei von Getreide und tierischem Eiweiß ist, findet für viele dieser versteckten Allergiker schon allein deshalb eine unglaubliche Entlastung statt.

Es gibt aber auch Allergien gegen manche Obst- und Gemüsesorten, die man dann natürlich beim Basenfasten vermeiden sollte.

Bei Kindern empfehle ich Basenfasten nur, wenn sie übergewichtig sind. So habe ich zum Beispiel einem 12-jährigen Jungen, der wegen Aufmerksamkeitsdefizitsyndrom (ADS) in meine Praxis kam und „nebenbei" 30 kg Übergewicht hatte, eine Basenfastenkur verordnet. Da auch die Mutter sehr stark übergewichtig war, sollte sie die Kur ebenfalls durchführen. Nach zwei Wochen konnten beide stolz berichten, dass jeder 6 kg weniger Gewicht hatte.

Wichtig

Basenfasten kann individuell auf die gesundheitlichen Bedürfnisse des Fastenden angepasst werden.

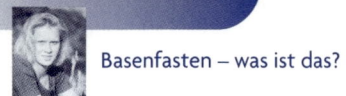

Woher weiß ich, dass ich eine Fastenkur brauche?

Diese Frage ist eigentlich einfach zu beantworten: Woher wissen Sie, dass ein Hausputz nötig ist? Wenn es chaotisch wird, wenn Sie sich nicht mehr wohl fühlen oder einfach, weil es mal wieder an der Zeit ist („Frühjahrsputz"). Genauso verhält es sich bei unserem Organismus. Auch wir brauchen von Zeit zu Zeit einen „Hausputz". Warum, mögen Sie fragen. Macht der Körper das nicht von ganz alleine? Das macht er schon, allerdings nicht in diesem Maß, wie wir es ihm oft abverlangen. Die heutigen Lebens- und Essgewohnheiten machen eine regelmäßige Entschlackung nötiger denn je.

Wir werden überschüttet mit Nachrichten, Informationen zu allem und jedem, mit Post, mit Detailwissen, das wir vielleicht gar nicht brauchen. Und wir müssen ständig in der Lage sein, die für uns wichtigen Informationen herauszufinden. Das geht zulasten unserer Lebensqualität, erzeugt Stress und macht sauer. Dann kommt der Punkt, an dem „alles zu viel" wird. Viele Patienten kommen zu mir und erzählen mir, dass sie das Bedürfnis haben, sich zu entschlacken und sich zu reinigen, dass sie Ballast abwerfen müssen. Wenn Sie dieses Bedürfnis nicht kennen, dann können Sie sich auch einfach an Ihrem Gesundheitszustand orientieren. Sind sie rundherum gesund und fit oder leiden Sie an Allergien, an Verdauungsbeschwerden, an Gastritis, an Depressionen, an prämenstruellem Syndrom, an Rheuma, an Migräne oder an Akne? Welche Krankheit es auch sein mag, eine chronische Erkrankung geht immer mit einer Übersäuerung des Körpers einher.

Wenn Sie gesund sind, freuen Sie sich. Sie können durch eine Entsäuerungskur wie Basenfasten etwas tun, um gesund und vital bleiben. Warten Sie nicht, bis Sie krank werden – pflegen Sie Ihren Körper jetzt.

Wichtig

Eine chronische Erkrankung geht immer mit einer Übersäuerung des Körpers einher.

Fragebogen zur Selbsteinschätzung: Wie gut ernähre ich mich?

Bevor Sie mit Basenfasten beginnen, möchte ich Ihnen vorschlagen, erst einmal eine Bestandsaufnahme zu machen. Ermitteln Sie den Ist-Zustand Ihrer Ernährungsweise.

Versuchen Sie, die nachfolgenden Fragen ehrlich und gewissenhaft zu beantworten. Mogeln Sie bitte nicht, denn Sie allein sind Ihrem Körper gegenüber verantwortlich. Im Anschluss an die Fragen finden Sie die Auswertung und können selbst sehen, wie sehr oder wie wenig Sie Ihren Körper mit säureüberschüssiger Kost stressen.

Und so funktioniert der Test: Überlegen Sie in aller Ruhe, wie häufig sie die folgenden Nahrungsmittel zu sich nehmen und setzen sie die entsprechende Ziffer hinter das Nahrungsmittel. Zum Beispiel: Wenn Sie meist abends ein oder zwei Brote mit Käse essen, dann schreiben Sie hinter Brot und hinter Käse jeweils eine 2.

Fragebogen zur Ermittlung des Ist-Zustandes Ihrer Ernährungsweise

1 = mehrmals täglich
2 = einmal täglich
3 = jeden zweiten Tag
4 = zweimal pro Woche
5 = einmal pro Woche
6 = alle 10 Tage
7 = alle zwei Wochen
8 = höchstens einmal im Monat
9 = seltener als einmal im Monat
10 = nie

Geflügel	4
Fleisch vom Schwein, Kalb, Rind, Wild, Lamm, Ziege	5
Wurst, Schinken, Pasteten	8
Fisch	7
Käse	2
Milch	1

27

Andere Milchprodukte	1
Eier	4
Nudeln	3
Reis	5
Brot, Brötchen	2
Kuchen und Gebäck	2
Zucker, Süßigkeiten	3
Schokolade	1
Nüsse, außer Mandeln	2
Marmelade	3
Mineralwasser (mit Kohlensäure)	5
Limonaden, Cola	8
Alkohol	3
Früchtetees	5
Kaffee	1

76

Maximale Punktzahl: 210 Punkte

Auswertung

Nun zählen Sie die Ziffern zusammen.

170 – 210 Punkte: Bravo, wenn Sie nicht geschummelt haben, frage ich mich, für wen Sie mein Buch lesen!

110 – 169 Punkte: Na ja, so optimal ist das nicht. Sie essen noch zu viel säurebildende Nahrungsmittel. Je mehr Sie zu 110 Punkten tendieren, umso umstellungsbedürftiger ist Ihre Ernährungsweise. Wenn Sie gerade so 110 Punkte geschafft haben, sollten Sie sich ihre Ernährungsweise noch einmal in Ruhe überdenken.

22 – 109 Punkte: Sie sollten dringend ihre Ernährung umstellen, wenn Sie nicht krank werden wollen. Sie nehmen praktisch nur Säurebildner zu sich, was den Organismus auf Dauer nicht unbeschadet lässt.

So, nun wissen Sie ungefähr, wie es um die Qualität Ihrer Ernährungsweise im Hinblick auf den Säure-Basen-Haushalt steht. Aber warum ist denn ein ausgewogener Säure-Basenhaushalt so wichtig?

Wenn das Fass überläuft ...

Sind wir wirklich alle übersäuert?

Eigentlich geht es uns doch gut. Wir Westeuropäer leben in einer Wohlstandsgesellschaft und unsere Lebensqualität nimmt täglich zu. Wir führen keinen echten Existenzkampf mehr und genießen den Komfort einer modernen Zivilisationsgesellschaft. Leider haben wir bei allem Komfort auch die Schattenseiten mitgebucht. Denn die Qualität unserer Lebensmittel, unserer Lebensweise und auch unserer sozialen Kontakte nimmt in rasantem Maße ab. Das ist eine traurige Tatsache, deren Folgen sich unter anderem in einer stetigen Zunahme chronischer Erkrankungen niederschlägt. Gehen Sie nur einmal offenen Auges durch ein „Lebensmittelgeschäft" und sehen Sie sich den Inhalt der Regale an: Konserven, Fertiggerichte, riesige Fleisch-, Wurst- und Käsetheken, Milchprodukte mit Zucker und Aromastoffen, Limonaden, gesüßte Fruchtsäfte, Alkohol, Kaffee, Süßigkeiten, Tiefkühlpizzas und vieles mehr. Ernährungstechnisch gesehen sind dies alles Säurebildner. Diese erzeugen im Organismus bei ihrer Verdauung chemische Verbindungen, die sauer reagieren. Für unsere Gesundheit ist es aber von großer Bedeutung, dass wir auch in optimaler Menge Basenbildner zuführen. Dies ist umso wichtiger, da der Körper zwar jederzeit Stoffe in Säuren umbauen kann, bei den Basen aber auf die Zufuhr über die Nahrung angewiesen ist.

Wichtig

Säuren kann der Körper selbst erzeugen, Basen müssen ihm zugeführt werden.

Welche Nahrungsmittel sind Basenbildner?

Fast alle Pflanzen und pflanzlichen Produkte mit wenigen Ausnahmen reagieren im Körper basisch. Auch hochwertige, also kaltgepresste Pflanzenöle reagieren basisch. Tierische Produkte, vor allem Fleisch, Wurstwaren, Fisch und Milchprodukte, aber auch Süßigkeiten, Weißmehlprodukte, Limonaden und Alkohol werden im Körper sauer verstoffwechselt.

Abb. 1: Einige Beispiele säure- und basenbildender Eigenschaften verschiedener Lebensmittel

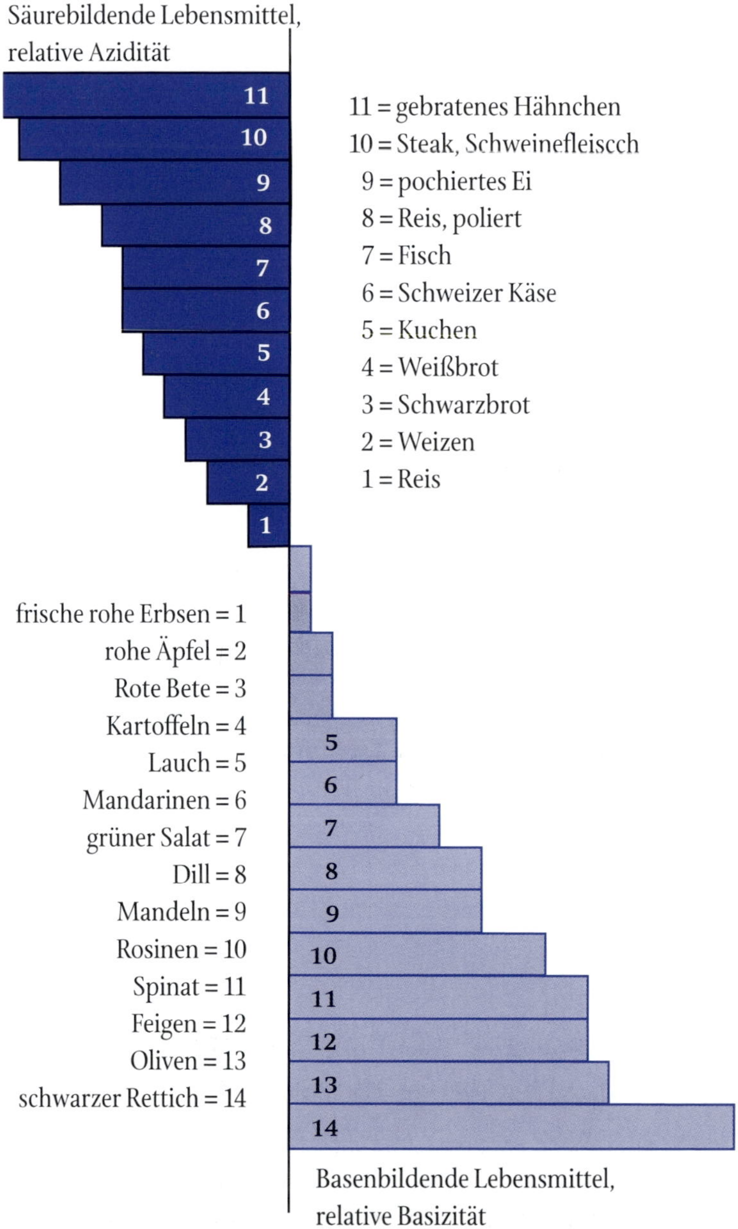

Säurebildende Lebensmittel, relative Azidität

11	11 = gebratenes Hähnchen
10	10 = Steak, Schweinefleiscch
9	9 = pochiertes Ei
8	8 = Reis, poliert
7	7 = Fisch
6	6 = Schweizer Käse
5	5 = Kuchen
4	4 = Weißbrot
3	3 = Schwarzbrot
2	2 = Weizen
1	1 = Reis

frische rohe Erbsen = 1
rohe Äpfel = 2
Rote Bete = 3
Kartoffeln = 4   **5**
Lauch = 5   **6**
Mandarinen = 6   **7**
grüner Salat = 7   **8**
Dill = 8   **9**
Mandeln = 9   **10**
Rosinen = 10   **11**
Spinat = 11   **12**
Feigen = 12   **13**
Oliven = 13   **14**
schwarzer Rettich = 14

Basenbildende Lebensmittel, relative Basizität

Welches Verhältnis von Säure- und Basen-bildner in der Nahrung ist als optimal anzusehen?

Es hat sich herausgestellt, dass Säurebildner und Basenbildner dem Körper in idealer Weise im Verhältnis 80 zu 20 zugeführt werden sollten. Deshalb sprechen wir von der 80/20-Regel: 80 % der Nahrungsmittel sollten basisch, lediglich 20 % der Nahrungsmittel sollten sauer reagieren.

Die 80/20-Regel

80 % der Nahrungsmittel sollten basisch, lediglich 20 % der Nahrungsmittel sollten sauer reagieren. Die moderne Zivilisationskost enthält jedoch zu 80% Säurebildner.

Betrachten wir uns nun unter diesem Aspekt die Gemüse- und Obstecken, die in vielen Lebensmittelgeschäften ein klägliches und unfrisches Dasein führen, dann wird schnell klar, wo das Problem liegt. Wer will sich schon überwiegend von einem blassen, welken Feldsalat ernähren, der in dem fahlen Neonlicht, das ihn beleuchtet, noch blasser erscheint? (Davon abgesehen, dass der Nährwert solcher überdüngter Produkte zu wünschen übrig lässt). Und natürlich muss es schnell gehen – also greifen wir zu Fertigprodukten, und das Ergebnis sieht dann meist so aus: Die moderne Zivilisationskost enthält zu 80 % Säurebildner.

Wenn wir uns dann lange genug so ernähren, werden wir irgend wann sauer. Mit anderen Worten: Wenn Sie sich heutzutage „normal" ernähren, sind sie automatisch übersäuert. Wenn Sie jedoch nicht übersäuert sein wollen, müssen Sie aktiv etwas dafür tun.

Basenüberschüssige Ernährung schützt vor Krebs und chronischen Erkrankungen

Zahlreiche Studien in den vergangenen 20 Jahren belegen, dass es im wesentlichen 6 Faktoren gibt, die Krebs, chronische Erkrankungen und Herz-Kreislauf-Erkrankungen erfolgreich verhindern können. Diese Faktoren sind:

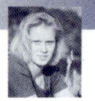
Sechs Faktoren, um gesund zu bleiben

- eine obst- und gemüseüberschüssige Kost
- Fettreduzierung in der Nahrung
- regelmäßige körperliche Bewegung
- Verzicht auf Rauchen
- minimaler Alkoholkonsum
- Erhaltung des Idealgewichtes

Allein drei dieser sechs Faktoren sind durch Ernährung beeinflussbar. Fazit: Vegetarier und Nichtraucher leben am längsten.

Da lohnt es sich doch, was zu tun! Im Oktober 2001 fand am Deutschen Krebsforschungszentrum in Heidelberg ein Seminar „Homöopathische Behandlung von Brustkrebs" statt. Im Rahmen dieses Seminars wurde deutlich, wie sehr eine basenüberschüssige Ernährung in Kombination mit regelmäßiger körperlicher Aktivität vor Brustkrebs schützt. Die offizielle Empfehlung lautet daher: 5–9 faustgroße Portionen Obst und Gemüse pro Tag schützen vor Brustkrebs. Dies entspricht dem „5 a day for a better Health-Programm", das in den USA seit Mitte der 80er Jahre propagiert wird, und der im Jahr 2000 in Deutschland ins Leben gerufenen Kampagne: „5 am Tag – die Gesundheitskampagne mit Biss!" Dies ist natürlich Wasser auf die Mühlen all derer, die schon seit Jahrzehnten das Credo auf eine gemüsereiche Kost singen. Allen voran ist hier Ragnar Berg zu nennen, ein Pionier in der Säure-Basen-Forschung. Er wird immer wieder gerne zitiert, so auch von Eduard A. Brecht in seinem Buch: „Deine Ernährung ist dein Schicksal". Demzufolge soll Ragnar Berg den Satz geprägt haben:

Wissenswertes

> Zitat
> „Iss fünf- bis siebenmal so viel Kartoffeln, Gemüse, Salate und Obst wie alle anderen Lebensmittel zusammen. (Ragnar Berg)

Eine alte Weisheit also, wenn man bedenkt, dass Ragnar Berg von 1873–1956 gelebt hat. Auch Eduard Brecht geht in seinen Büchern auf den Säure-Basen-Haushalt ein und fordert vor allem naturbelassene Nahrungsmittel. Sein Buch: „Brecht's Kochrezepte" wird heute noch viel gelesen und bildet die Grundlage vieler Gewürze, die im Reformhaus erhältlich sind.

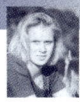

Es gibt aber noch einen weiteren Grund, sich überwiegend mit pflanzlicher Kost zu ernähren. Neben Vitaminen, Spurenelementen und Mineralien werden dem Organismus auch sogenannte bioaktive Pflanzenstoffe zugeführt, die in hohem Maße gesundheitsfördernd wirken. Solche Stoffe sind unter anderen: Pflanzenfarbstoffe und Phytoöstrogene, die inzwischen auch zur Arzneimittelherstellung verwendet werden. Das Wissen um die Bedeutung dieser bisher kaum beachteten Pflanzeninhaltstoffe steht sicher erst am Anfang.

Wie stelle ich fest, ob ich übersäuert bin?

Natürlich ist es möglich, verschiedene Tests durchzuführen. Der gebräuchlichste Test ist die pH-Wert-Bestimmung des Morgenurins. Doch wie wäre es, wenn Sie erst einmal sich selbst mit dem ganz normalen Menschenverstand betrachten? Machen Sie den Gesundheitsschnellcheck bei sich selbst, indem Sie die folgenden Fragen beantworten:

Wissenswertes

Gesundheitscheck
1. Bin ich frei von chronischen Krankheiten?
   (Ich leide nicht unter Migräne, Allergien, Rheuma, Asthma oder an einer anderen chronischen Erkrankung)
2. Habe ich glänzendes schwungvolles Haar?
3. Sind meine Nägel glatt, glänzend, fest?
4. Fühle ich mich nach ausreichendem Schlaf erfrischt?
5. Sind meine Körperausdünstungen angenehm?
6. Steht meine Schweißbildung in einem angemessenen Verhältnis zu meinen körperlichen Aktivitäten?
7. Fühle ich mich im Großen und Ganzen gesund und vital?

Wenn Sie sich diese Fragen alle mit ja beantwortet haben, dann können Sie davon ausgehen, dass sich Ihr Organismus im Säure-Basengleichgewicht befindet.

Wenn Sie an einer chronischen Erkrankung leiden, beispielsweise an einer Pollenallergie, dann ist Ihr Organismus übersäuert.

Es gibt aber auch verschiedene Messmethoden, um den Grad der Übersäuerung festzustellen.

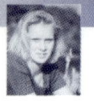
Messmethoden der Übersäuerung

Bekannt ist vielen Menschen die ph-Wert-Bestimmung des Morgenurins. Dabei wird ein Indikatorpapier, erhältlich in jeder Apotheke, für wenige Sekunden in den frischen Morgenurin gehalten. Nach wenigen Sekunden zeigt sich eine Farbveränderung des Papiers, die für den jeweiligen ph-Wert charakteristisch ist. Meist zeigt das Papier bei basischem Urin eine grüne bis blaue Färbung und bei saurem Urin eine hellgrüne bis braunrote Färbung. Dieses Verfahren sagt allein leider nicht viel aus, es sei denn, Sie erstellen ein Urin-pH-Wert-Tagesprofil. Wenn Sie nur einmal den Morgenurin messen, dann können Sie daran nur ersehen, ob zum Zeitpunkt der Messung gerade Säuren ausgeschieden werden. Es handelt sich dabei lediglich um eine „Momentaufnahme". Und warum? Wenn Sie am Abend vor der Messung viel Säurebildner zu sich genommen haben, etwa ein Menü mit Fleisch, Käse, Nudeln und Alkohol, dann wird sich das Indikatorpapier am nächsten Morgen braunrot färben – der Urin reagiert sauer. Und das ist gut so, denn die zu viel vorhandenen Säuren müssen wieder ausgeschieden werden. Wenn Sie Ihren Säure-Basen-Haushalt beurteilen wollen, dann sollten Sie an wenigstens 3 aufeinanderfolgenden Tagen sogenannte Urin-pH-Wert-Tagesprofile erstellen. Dabei werden pro Tag 5–6 Messungen des Urins mit den Teststreifen durchgeführt und so das Verhalten des Urin-pH-Wertes im Tagesverlauf beobachtet.

Wissenswertes

Beurteilung des Säure-Basen-Haushaltes

Die pH-Wert-Messung des Morgenurins mit einem Teststreifen ist lediglich eine Momentaufnahme und macht allein noch keine Aussage über Ihren Säure-Basen-Haushalt. Entscheidend für die Beurteilung des Säure-Basen-Haushaltes ist das Verhalten des Urin-pH-Wertes im Tagesverlauf.

Der Urin-pH-Wert ist kein starrer Wert, er unterliegt tageszeitlichen Schwankungen und ergibt bei einem gesunden Menschen eine rhythmische Kurve, die 3 Säure- und 3 Basenfluten erkennen lässt.
Wir Menschen sind rhythmische Wesen und unsere Stoffwechselprozesse unterliegen rhythmischen Schwankungen – auch der Säure-Basen-Haushalt.

Diese rhythmische Kurve ist unter anderem von der Nahrungsaufnahme abhängig. Nach jeder Nahrungsaufnahme kommt es während der Verdauungszeit zu den Basenfluten, die den pH-Wert des Urins für 1–3 Stunden ansteigen lassen. Wenn die Verdauung abgeschlossen ist, sinkt beim gesunden Menschen der pH-Wert wieder. Vor der nächsten Nahrungsaufnahme ist der pH-Wert des Urins meist wieder leicht sauer. Wenn wir von 3 Mahlzeiten am Tage ausgehen, sollte ein gesunder Mensch 3 Basenfluten am Tag haben. Abbildung 2 zeigt Ihnen die Normwerte des Urin-pH-Wertes im Tagesverlauf.

Ob diese gesunden Schwankungen vorhanden sind, können Sie selbst an sich feststellen, indem Sie Ihr eigenes Tagesprofil erstellen.

Erstellung eines Tagesprofils   **Wissenswertes**

Kaufen Sie sich in der Apotheke Teststreifen für den Urin-pH-Wert. Sie sind von verschiedenen Firmen als Abreißblöckchen oder als Rolle in einer Dose erhältlich.

Messen Sie an 3 aufeinanderfolgenden Tagen den pH-Wert ihres Urins zu den 6 angegebenen Zeiten.

Tragen Sie die Werte mit Bleistift in den Vordruck „Urin-pH-Verlaufskontrolle" ein und verbinden Sie die Punkte.

So erhalten Sie Ihr persönliches Tagesprofil und können es mit den Normwerten in Abbildung 2 vergleichen.

Wenn die Kurve, die Sie erhalten, nicht den Normwerten entspricht, ist es ratsam, einen Therapeuten aufzusuchen und mit ihm die Auswertung zu besprechen.

Abb. 2: Urin-pH-Verlauf bei gesunder Stoffwechsellage

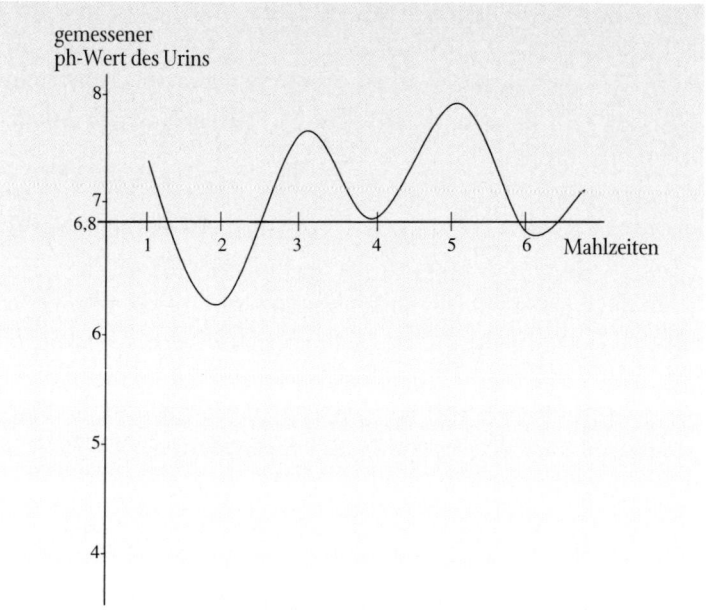

Mahlzeiten

1	nach dem Abendessen
2	vor dem Frühstück (Morgenurin)
3	eine Stunde nach dem Frühstück
4	vor dem Mittagessen
5	eine Stunde nach dem Mittagessen
6	vor dem Abendessen

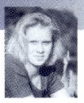

Abb. 3: Urin-pH-Verlaufskontrolle – 1. Tag

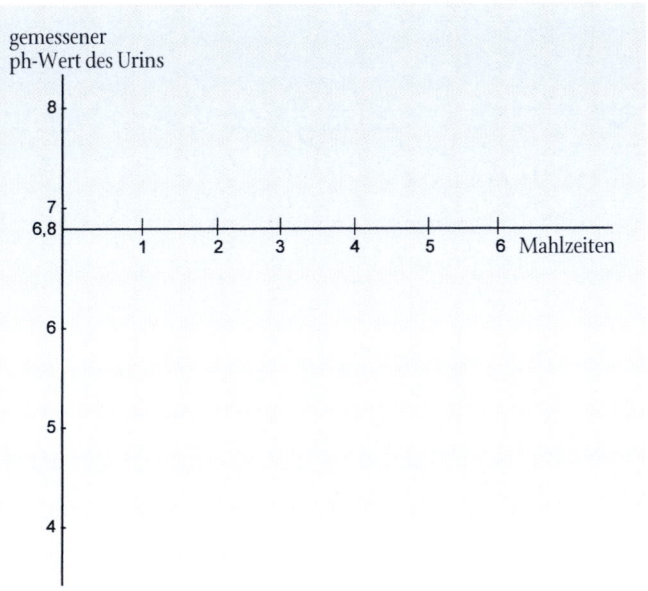

Mahlzeiten		Bemerkungen	
		Essen	Stress etc.
1	nach dem Abendessen		
2	vor dem Frühstück (Morgenurin)		
3	eine Stunde nach dem Frühstück		
4	vor dem Mittagessen		
5	eine Stunde nach dem Mittagessen		
6	vor dem Abendessen		

Messen Sie 6-mal täglich zu den Zeiten 1–6 den ph-Wert Ihres Urins mit einem Indikatorpapier (gibt es in der Apotheke) und tragen Sie die gemessenen Werte in das entsprechende Feld (1–6) der Tabelle ein. Es ist wichtig, dass Sie genau notieren, was Sie gegessen haben und welche äußeren Umstände (von Freude bis Stress) auf Sie gewirkt haben.

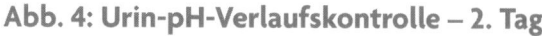
Abb. 4: Urin-pH-Verlaufskontrolle – 2. Tag

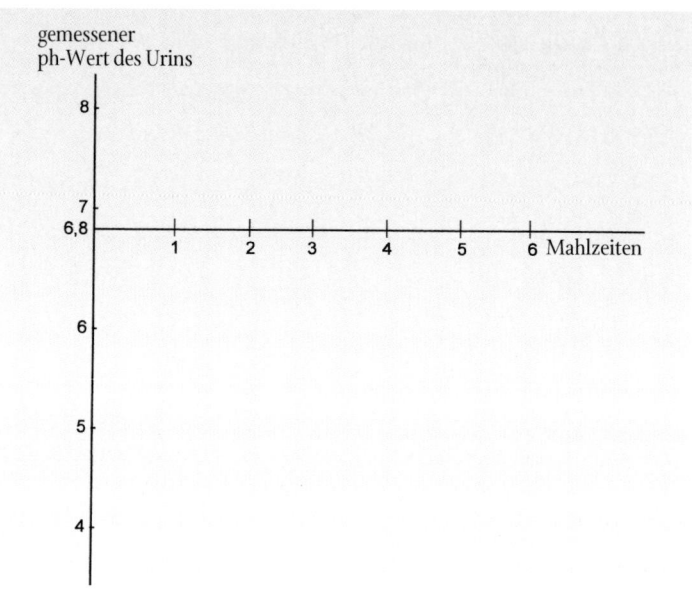

	Mahlzeiten	Bemerkungen	
		Essen	Stress etc.
1	nach dem Abendessen		
2	vor dem Frühstück (Morgenurin)		
3	eine Stunde nach dem Frühstück		
4	vor dem Mittagessen		
5	eine Stunde nach dem Mittagessen		
6	vor dem Abendessen		

Messen Sie 6-mal täglich zu den Zeiten 1–6 den ph-Wert Ihres Urins mit einem Indikatorpapier (gibt es in der Apotheke) und tragen Sie die gemessenen Werte in das entsprechende Feld (1–6) der Tabelle ein. Es ist wichtig, dass Sie genau notieren, was Sie gegessen haben und welche äußeren Umstände (von Freude bis Stress) auf Sie gewirkt haben.

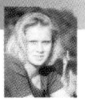

Abb. 5: Urin-pH-Verlaufskontrolle – 3. Tag

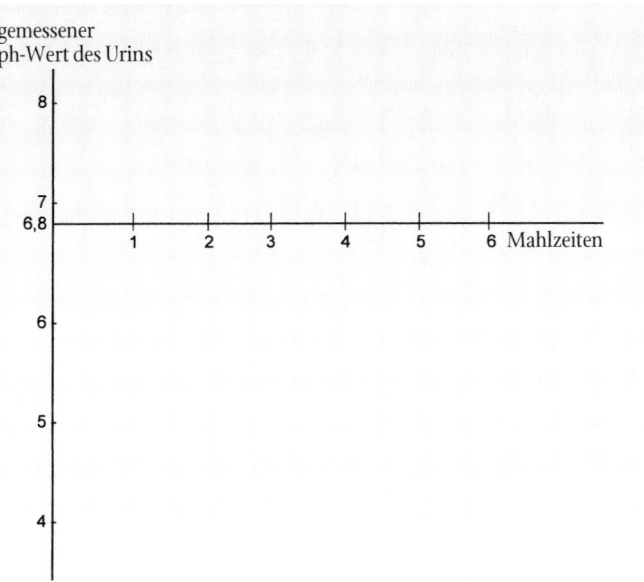

| Mahlzeiten | | Bemerkungen | |
		Essen	Stress etc.
1	nach dem Abendessen		
2	vor dem Frühstück (Morgenurin)		
3	eine Stunde nach dem Frühstück		
4	vor dem Mittagessen		
5	eine Stunde nach dem Mittagessen		
6	vor dem Abendessen		

Messen Sie 6-mal täglich zu den Zeiten 1–6 den ph-Wert Ihres Urins mit einem Indikatorpapier (gibt es in der Apotheke) und tragen Sie die gemessenen Werte in das entsprechende Feld (1–6) der Tabelle ein. Es ist wichtig, dass Sie genau notieren, was Sie gegessen haben und welche äußeren Umstände (von Freude bis Stress) auf Sie gewirkt haben.

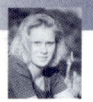

Dies ist die einfachste Methode und lediglich als Orientierung gedacht. Unser Säure-Basen-Haushalt ist um einiges komplizierter, als dass wir ihn so einfach mit 18 Teststreifen durchschauen könnten. Genauere Messungen können von speziellen Labors und Praxen durchgeführt werden. So gibt es die pH-Wert-Bestimmung und Pufferkapazitätsbestimmung nach Sander, die Blut-pH-Bestimmung und Blutpufferkapazitätsbestimmung nach Jörgensen und die Biologische Terrain-Analyse nach Prof. Vincent. Es ist schwer zu sagen, welche dieser Untersuchungen die besten Aussagen zum Säure-Basen-Haushalt machen kann. Das Problem ist, dass sich die Übersäuerung vor allem im Bindegewebe abspielt, und genau das können wir nicht messen – bislang noch nicht. Jede dieser Methoden „umkreist" mehr oder weniger die Situation im Bindegewebe und kann somit recht verlässliche Aussagen machen. Für den Hausgebrauch genügt es zunächst völlig, wenn Sie sich an mehreren aufeinanderfolgenden Tagen ein Urin-pH-Tagesprofil erstellen.

Was hat Übersäuerung mit Übereiweißung zu tun?

Säurebildner sind im Wesentlichen tierische Produkte. Dazu gehören neben Fleisch und Wurstwaren auch Fisch, Käse und alle anderen Milchprodukte. Lediglich Rohmilchprodukte, Sahne und Butter wirken neutral, sind aber beim Basenfasten nicht erlaubt. Das, was dabei die Säuren bildet, sind überwiegend tierische Eiweiße. Man spricht von Übereiweißung und meint damit im Grunde genommen die Übersäuerung. Bislang ging man davon aus, dass der Körper Eiweiß nicht speichern kann. Inzwischen wissen wir, dass es sehr wohl Eiweißablagerungen gibt. Betrachten wir die durchschnittliche Eiweißzufuhr des Mitteleuropäers, so kommen wir auf 120–150 g pro Tag. Der tägliche Eiweißbedarf liegt aber nur bei maximal 70 g pro Tag. Ideal wäre es, etwa 40 g Eiweiß pro Tag zu sich zu nehmen. Von einer Eiweißunterversorgung ist der mitteleuropäische Durchschnittsmensch weit entfernt!

Und was passiert mit dem zu viel verzehrten Eiweiß?

Es wird abgelagert – logisch. Und wohin? Überwiegend werden Eiweißüberschüsse in unserem Bindegewebe abgelagert und führen dort

Wichtig

Täglicher Eiweißbedarf: 70 Gramm
Ideale Eiweißmenge pro Tag: 40 Gramm
Durchschnittliche Eiweißzufuhr des Mitteleuropäers: 120–150 Gramm pro Tag

zu allerlei Störungen. In den vergangenen 50 Jahren ist das Bindegewebe gründlich erforscht worden und wir wissen heute, dass das Bindegewebe eine Art Schaltzentrale des gesamten Stoffwechsels ist. Ob es sich dabei um die Blutversorgung, die Reizweiterleitung an Nerven und Muskeln oder um Immunvorgänge handelt – das Bindegewebe ist immer mit beteiligt. Wenn wir folglich mehr tierisches Eiweiß zu uns nehmen, als unser Körper verwerten kann, dann stören wir durch die Eiweißablagerungen im Bindegewebe alle wichtigen körperlichen Funktionen.

Zu hohe Eiweißzufuhr   **Wissenswertes**
Wenn wir mehr tierisches Eiweiß zu uns nehmen, als unser Körper verwerten kann, dann stören wir durch die Eiweißablagerungen im Bindegewebe alle wichtigen körperlichen Funktionen.

Die Blutuntersuchung im Dunkelfeld und Übersäuerung

Es gibt aber noch einen weiteren interessanten Blickwinkel, der die Zusammenhänge von Übersäuerung, Übereiweißung und Fehlernährung aufzeigt. Prof. Dr. Günther Enderlein (1872–1968) sah in der Übereiweißung die Hauptursache für die Entstehung chronischer Krankheiten. Er erforschte jahrzehntelang gründlich das Blut und fand unter anderem heraus, dass unser Blut verklumpt, wenn wir zu viel tierisches Eiweiß essen. Diese Verklumpung der roten Blutkörperchen, die auch andere Ursachen haben kann, nannte er Geldrollenbildung. Weist das Blut Geldrollenbildung auf, dann kommt es zu einer verminderten Durchblutung und zu einer schlechteren Sauerstoffversorgung, was auf Dauer für alle Organe, besonders für das Herz, ungünstig ist. Enderlein ging davon aus, dass es in unserem Blut Kleinstlebewesen gibt, die mit unserem Körper in Symbiose leben. Diese Kleinstlebewesen, Enderlein nannte sie Endobionten (Endos = innen, bios = Leben), ernähren sich von Eiweiß. Wenn sie zu viel Eiweiß bekommen, verklumpen sie das Blut und es kommt zu der Übereiweißung. Enderlein konnte diese Endobionten im Dunkelfeldmikroskop sichtbar machen. Er fand im Laufe der Zeit die Gesetzmäßigkeiten

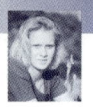

dieser Endobionten heraus und entwickelte aus diesen Erkenntnissen heraus auch Medikamente. Für Enderlein war diese Übereiweißung die einzige wirkliche Ursache chronischer Erkrankungen. Schon früh warnte er vor einer dramatischen Zunahme von Krebserkrankungen, wenn die Menschen den Konsum von tierischem Eiweiß nicht einschränken.

Die Blutuntersuchung im Dunkelfeld beschränkt sich natürlich nicht nur auf die Feststellung einer Übereiweißung. Es ist vielmehr ein umfassender Blick ins Blut, der bereits Krankheitstendenzen aufzeigt und stellt somit auch eine Vorsorgeuntersuchung dar. Wir wissen, dass wir Krankheiten umso besser heilen können, je früher wir sie entdecken. Die Umstellung der Ernährungs- und Lebensweise zur Vorbeugung und zur Heilung von Krankheiten stand für Enderlein stets im Mittelpunkt.

Warum der Darm sauer auf unsere Zivilisationskost reagiert

Nun habe ich schon so viel über die Übersäuerung und ihre Folgen berichtet und dabei noch gar nicht deutlich genug die Auswirkungen der Übersäuerung auf unseren Darm beschrieben. Dabei ist dies so wichtig. Es sind vor allem die Verdauung und die Verdauungsorgane, die auf eine Ernährung im Säure-Basen-Gleichgewicht angewiesen sind.

Wissenswertes

Verdauung und Verdauungsorgane
Es sind vor allem die Verdauung und die Verdauungsorgane, die auf eine Ernährung im Säure-Basen-Gleichgewicht angewiesen sind.

Schauen wir uns uns einmal den Verdauungsprozess an. Alle Nahrungsmittel, die wir zu uns nehmen, werden durch Verdauungsenzyme aufgeschlossen, um dann dem Körper als Nahrung zur Verfügung zu stehen. Ohne die Arbeit der Verdauungsenzyme kann der Körper die aufgenommene Nahrung nicht verwerten.

Die Verdauung beginnt im Mund durch die im Speichel vorhandenen Amylasen (Enzyme, die Kohlenhydrate spalten) und endet im Dünndarm mit der Enzymarbeit der Bauchspeicheldrüse. Dabei, aber auch bei der Eiweißspaltung im Magen, kommt es vor allem auf die

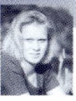

Leistungsfähigkeit der Verdauungsenzyme an. Was macht aber die Verdauungsenzyme leistungsfähig?

Leistungsfähigkeit der Verdauungsenzyme   **Wissenswertes**

Für die Leistungsfähigkeit der Verdauungsenzyme sind zwei Faktoren wesentlich:
– die richtige Temperatur,
– der richtige pH-Wert.

Die Temperatur, bei der die Enzyme optimal arbeiten können, ist die normale Körpertemperatur. Der pH-Wert ist in den einzelnen Verdauungsabschnitten unterschiedlich. So benötigt das Pepsin im Magen einen sauren pH-Wert (etwa 2), die Amylasen, die Lipasen, das Trypsin und das Chymotrypsin der Bauchspeicheldrüse dagegen einen basischen pH-Wert (7,5–8). Nur wenn im Dünndarm ein basisches Milieu von pH 7,5–8 herrscht, können diese Enzyme die Kohlenhydrate, Fette und Eiweiße vollständig aufschließen. Bereits geringfügige pH-Wert-Verschiebungen, wie sie bei einer Übersäuerung vorliegen, vermindern die Leistungsfähigkeit der Enzyme so sehr, dass ihre Leistungsfähigkeit von 100% auf 50% oder weniger sinkt. Die Folge für den Menschen sind dramatisch. Die Nahrung wird nicht mehr vollständig aufgeschlossen und damit nicht vollständig verwertet. Dadurch werden Vitamine, Spurenelemente und andere Vitalstoffe nur ungenügend verwertet und es kommt zu Mangelerscheinungen. Dies ist im übrigen ein Grund, warum viele Menschen unter Mangelerscheinungen leiden: Sie nehmen zwar genügend Vitalstoffe auf, aber sie können sie nicht verwerten, weil ihre Verdauungsenzyme unzureichend arbeiten.

Unvollständig verdaute Nahrung führt zu Gärung und Fäulnisbildung und damit zu Blähungen und Stuhlunregelmäßigkeiten. Diese Symptome werden meist unter dem Begriff „Reizdarm" abgehandelt – eine Verlegenheitsdiagnose sozusagen. Und so nehmen die Menschen fleißig Vitamine, Spurenelemente und Bauchspeicheldrüsenenzyme zu sich und wissen nichts von dem eigentlichen Problem: der Übersäuerung.

Übersäuerung und Nahrungsmittelallergien

Es gibt viele Krankheiten, die mit der Übersäuerung des Körpers einhergehen. Besonders erwähnenswert sind in diesem Zusammenhang die Allergien. Ich habe im Laufe der Zeit viele Therapiemöglichkeiten zur Behandlung von Allergien kennengelernt – die effektivste davon war die Entsäuerung des Körpers. Folgender Fall in meiner Praxis veranschaulicht dies deutlich.

Eine Patientin, 52 Jahre alt, verheiratet, drei Kinder, geboren in Russland, leidet seit ihrer Kindheit an schweren chronischen Krankheiten, wie Neurodermitis, Bronchialasthma, Pollenallergien, begleitet von Haustaubmilbenallergien und schweren Nahrungsmittelallergien. Die Allergien waren so stark, dass sie rohe Karotten und Äpfel noch nicht einmal anfassen konnte, geschweige denn essen. Sie sagte, sie könne deshalb unmöglich Basenfasten machen. Fleisch vertrage sie noch am besten. Ich wollte das einfach nicht glauben und ermunterte sie, während der Basenwoche nur die Obst- und Gemüsesorten zu essen, die sie verträgt. Das hat sie dann auch getan und während des Fastens Darmspülungen mittels Colon-Hydro-Therapie durchführen lassen. Der Effekt war überwältigend. Zunächst hat sie tatsächlich eine kleine Heilkrise in Form von Müdigkeit erlebt. Nach wenigen Tagen fühlte sie sich jedoch wieder fit und nach einer Woche konnte sie bereits Karotten und Äpfel anfassen.

Diese Erfahrung habe ich bei Entsäuerungstherapien immer wieder gemacht. Allein das Weglassen säurebildender Nahrungsmittel wirkt allergiereduzierend. Einer meiner Lehrer, der Salzburger Kinderarzt Dr. Konrad Wertmann, sagte unlängst zu mir: „Im basischen Milieu gibt es keine Allergien“.
Auch der folgende Fall zeigt, wie folgenschwer Allergien und Übersäuerung sein können:

Eine Patientin, 35 Jahre alt, Mutter von drei Kindern, litt seit einigen Jahren an chronischer Müdigkeit und klagte über Muskelschmerzen, Verstopfung und Blähungen. Es wurde die Diagnose „Fibromyalgie" gestellt, aber trotz intensivster Behandlung ging es ihr nicht besser.

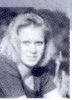

Nach einer Woche Basenfasten war die Müdigkeit weg, inzwischen ist die Verdauung sehr gut und auch die Blähungen sind weg. Es stellte sich heraus, dass sie auf Weizen, Milch und Eiweiß allergisch reagiert. Sie ernährt sich nun überwiegend basisch, bis ihr Organismus vollständig entsäuert ist und die Allergene wieder toleriert. Seit der Basenfastenwoche fühlt sie sich fit und leistungsfähig.

Weitere Beispiele aus der Praxis des Basenfastens

Akne und Migräne

Wie sehr Übersäuerung bei Krankheitsbildern wie Migräne eine Rolle spielt, habe ich immer wieder in der Praxis erfahren dürfen. Der folgende Fall ist vor allem deshalb interessant, weil die Patientin schon seit ihrer Kindheit an Migräne litt.

Die Patientin, 33 Jahre alt, berufstätig, ledig, keine Kinder, litt seit ihrem 5. (!) Lebensjahr an Migräne und seit ihrem 10. Lebensjahr an Akne. Die Migräne kam in einem Turnus von etwa 4 Wochen mit jeweils 1–2 „Hammertagen", wie sie selbst diese Tage nannte, an denen sie dann Bettruhe benötigte. An eine Heilung glaubte sie selbst nicht mehr. Sie kam zu mir, in der Hoffnung, wenigstens eine Besserung zu erfahren.

Neben einer Entgiftungskur mit homöopathischen Medikamenten nahm sie am Basenfastenkurs in meiner Praxis teil und stellte daraufhin ihre Ernährung vollständig um. Nach Genuss von Schokolade und Bier hatte sie noch kleine Migräneattacken, ansonsten ist sie, auch Monate nach dem Basenfasten, migränefrei.

Die Akne war etwas hartnäckiger und ging erst einige Wochen nach dem Basenfasten und mehreren Darmspülungen zurück. Heute ist sie glücklich über ihre Haut und über die Migränefreiheit.

Prämenstruelles Syndrom

Dass Basenfasten auch PMS (prämenstruelles Syndrom) heilen kann, habe ich auch erst in meiner Basenfastenpraxis erfahren. Obwohl es

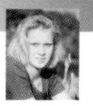

mir schon lange theoretisch klar war, dass hormonelle Vorgänge im Körper wesentlich von einem ausgeglichenen Säure-Basen-Haushalt abhängen, war ich doch überrascht, wie schnell diese Heilkost greift.

Eine Patientin, 34 Jahre alt, ledig und kinderlos, kam in meine Praxis. Sie litt unter Verstopfung, wollte auch gerne ein paar Pfunde abnehmen und entschloss sich zu 1–2 Wochen Basenfasten. Begleitend dazu ließ sie sich Darmspülungen machen. Nach einer Woche Basenfasten berichtete sie hocherfreut, dass sie gerade eine Premiere erlebt habe: Zum ersten Mal seit 20 Jahren hat ihre Regelblutung eingesetzt, ohne dass sie Schmerzen hatte. Sie brauchte in den vergangenen 20 Jahren Büstenhalter in zwei verschiedenen Größen: eine Größe für die Zeit bis zum Eisprung, sowie eine Nummer größer für die Zeit bis zum Einsetzen der Regelblutung. Die Brust war dann so gespannt, dass sie sich nicht berühren lassen konnte. Sie konnte es kaum glauben, dass dies, sozusagen als Nebeneffekt des Fastens, einfach weg war. Dies hat sie natürlich motiviert, ihre Ernährung umzustellen und immer darauf zu achten, dass die tägliche Nahrung genügend Basenbildner enthält. Und der Erfolg hält an.

Depressionen und Pilzerkrankung

Eine Patientin, 37 Jahre alt, berufstätig, verheiratet ohne Kinder, kam wegen Depressionen und chronischen Nagelmykosen (seit 7. Lebensjahr) und Verstopfung in meine Praxis. Wegen der Übersäuerung, die stets eine Mitursache für die Entstehung von Pilzerkrankungen ist, betrachtete ich mit ihr zusammen kritisch die bisherige Ernährung und riet ihr, sich mehrere Wochen lang rein basisch zu ernähren. Etwas widerwillig trennte sie sich von ihren lieb gewordenen Gewohnheiten, wie dies bei Mykosepatienten üblich ist.

Durch die Ernährungsumstellung verschwand die Depression und kehrte erstmals nach einem Exzess mit Alkohol und Fastfood wieder. Die Erfahrung hat ihr klar gezeigt, wie tief unsere Ernährungsweise nicht nur in unseren Körper, sondern auch in unsere Gefühlsebene eingreift.

Infektanfälligkeit

Ein Patient, 38, freier Mitarbeiter eines großen Unternehmens, verheiratet, kam zu mir wegen Infektanfälligkeit. Er hatte seit 26 Jahren Heuschnupfen, seit 10 Jahren Feigwarzen und seit 5 Jahren eine Haustaubmilbenallergie. In den vergangenen 2 Jahren gesellte sich eine chronische Nebenhöhlenentzündung und Müdigkeit dazu. Als er in meine Praxis kam, klagte er über Infektanfälligkeit, die solche Ausmaße angenommen hatte, dass er kaum eine Woche infektfrei war. Er hatte schon verschiedene naturheilkundliche Therapien versucht – bislang ohne Erfolg. Eine Entgiftungstherapie mit naturheilkundlichen Medikamenten brachte ihm eine erste Erleichterung. Im Wissen, dass es Allergien nur im übersäuerten Organismus gibt, habe ich ihm die Bedeutung seiner Ernährungsweise beim Heilprozess nahe gebracht. So begann er mit einer Woche Basenfasten und stellte erstaunt fest, wie schnell er sich fit und wieder leistungsfähig fühlte. Einen Infekt hatte er seither nicht mehr. Er ernährte sich nach der Basenfastenwoche streng nach der 80/20-Regel und nahm in insgesamt 4 Wochen 8 kg (!) ab, worüber er sich als Nebeneffekt sehr freute. Es hat ihn so motiviert, dass er sich, obwohl er beruflich ständig unterwegs ist, weiterhin so ernährt.

Übergewicht und Schwindel

Eine Patientin, 29 Jahre alt, berufstätig und ledig, kam in meine Praxis, weil sie seit zwei Jahren 20 kg zugenommen hat und mit keiner Diät auch nur den geringsten Erfolg hatte. Insgesamt hatte sie 30 kg Übergewicht und sich vor Jahren zu einer Proteindiät überreden lassen, bei der sie zunächst abnahm. Später ernährte sie sich überwiegend von tierischem Eiweiß, vor allem von viel Fleisch und nahm dabei aber ständig zu, bis sie schließlich 30 kg Übergewicht auf der Waage hatte.

Sie klagte zudem über ständige Schwindelattacken, deren Ursache nie herausgefunden wurde. Zunächst war sie von der Idee des Basenfastens nicht überzeugt, da sie schon so viele Kuren und Diäten ohne Erfolg ausprobiert hatte. Sie wollte eigentlich nur Colon-Hydro-Therapie bei mir durchführen lassen. Aus Erfahrung weiß ich aber, dass

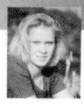

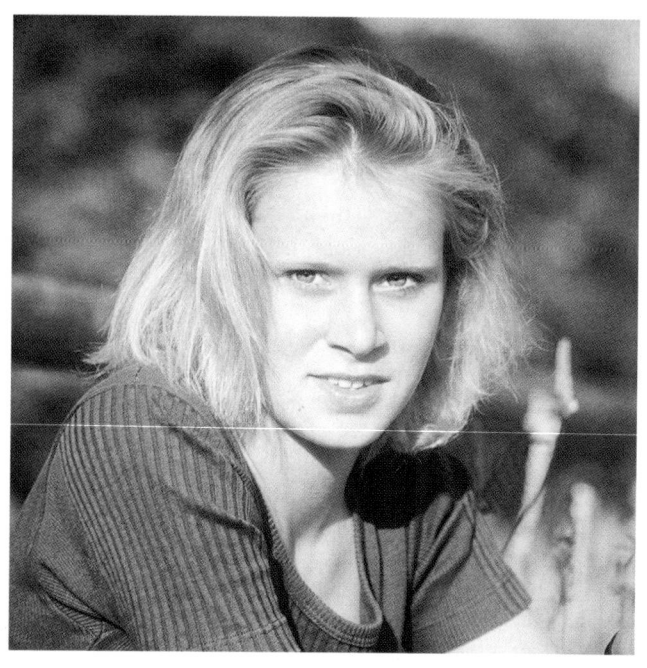

durch Colon-Hydro-Therapie ohne Ernährungsumstellung auf Dauer keine Gewichtsabnahmen zu erreichen sind. Sie nahm sich dann doch meine Anleitung zum Basenfasten mit und fing drei Tage später damit an. Nach einer Woche hatte sie 4 kg weniger auf der Waage und nach einer weiteren Woche 5 kg weniger. Sie führte Basenfasten weitere 8 Wochen durch und hat inzwischen 14,5 kg abgenommen. Sie fühlt sich wieder wohl und fit. Schwindelattacken hatte sie seither nicht mehr. Natürlich reicht in solchen Fällen eine Fastenkur von 1–2 Wochen nicht aus, was beim Basenfasten jedoch kein Problem ist. Diese Kur kann problemlos mehrere Wochen durchgeführt werden, ohne dass es zu Mangelerscheinungen kommt, vorausgesetzt, man bringt etwas Abwechslung in den Speiseplan.

Migräne

Eine Patientin, 40 Jahre alt, berufstätig, verheiratet, ohne Kinder, litt seit 10 Jahren an Migräne, Bluthochdruck und Übergewicht. Sie nahm an meinem Kurs „Gesundheitserlebnis Basenfasten – eine Woche basisch genießen" teil und war so begeistert, dass sie gleich 6 Wochen Basenfasten machte. Das Ergebnis hat sie überzeugt: Sie hat 9 kg abgenommen, und ihre Migräne ist seither verschwunden. Nach 6 Wochen Basenfasten sagte sie: „Mit basischer Kost fühle ich mich viel wohler!"

Praxis des Basenfasten

Essen ist erlaubt – sofern es der Körper basisch verstoffwechselt

Wie sieht nun das Fastenprogramm aus? Im Prinzip ist es ganz einfach: Sie dürfen alles essen, was der Körper basisch verstoffwechseln kann. Und das sind fast alle Obst- und Gemüsesorten mit wenigen Ausnahmen. Natürlich können Sie sich Ihre basischen Gerichte selbst zusammen stellen, wenn Sie genügend Ideen haben. Im nachfolgenden Rezeptteil finden sie viele leckere Vorschläge, die Sie ausprobieren können. Ich verzichte ganz bewusst auf ein starres Fastenprogramm, bei dem Sie jeden Tag einen festgelegtes Speiseplan haben und dann Nahrungsmittel zu sich nehmen, die Sie vielleicht gar nicht mögen. Lesen sie die Rezepte in aller Ruhe durch und stellen Sie sich erst einmal vor, welches Gericht Ihnen Appetit macht. Gehen Sie ruhig einmal über den Wochenmarkt und lassen Sie die Vielfalt der Gemüsesorten auf sich wirken. Es macht einfach keinen Sinn, Lauch oder Sellerie zu kaufen, nur weil Frau Wacker dies im Basenfasten vorschlägt, obwohl sie weder Lauch noch Sellerie mögen. Also, bitte ganz nach Gusto, aber rein basisch, versteht sich.

Ein weiterer Punkt, der zu beachten ist: die Essmenge. Welche Mengen an Obst und Gemüse sie essen, hängt natürlich davon ab, ob Sie abnehmen wollen oder einfach nur entsäuern. Aber natürlich ist es keinesfalls günstig, zu viel zu essen.

Wichtig

Essen Sie immer nur soviel, dass Sie gerade so satt sind.

Die Säure-Basen-Wertigkeit der Nahrungsmittel

Was ist nun alles rein basisch? Hier stolpern wir zwangsläufig über die vielen, zum Teil widersprüchlichen Angaben in der Literatur. Die ältesten Kenntnisse haben wir von dem schwedischen Physiologen und Ernährungsforscher Carl Gustav Ragnar Berg (1873–1956), meist nur un-

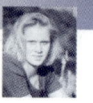
ter Ragnar Berg bekannt. Er arbeitete über den Mineral- und Eiweiß-stoffwechsel und erkannte, dass die Eiweißverwertung durch Basen-überschuss in der Nahrung günstig beeinflusst wird. Eine seiner Vorge-hensweisen bestand darin, dass er Nahrungsmittel verbrannte und deren Asche untersuchte. Er fand heraus, dass Pflanzenasche alkalisch (= basisch) reagiert. Daraus schloss er, dass der Körper diese auch ba-sisch verstoffwechselt. Dies ist leider nur bedingt richtig. Dieser „Tro-ckenversuch" gibt nicht die Verhältnisse in unserem Stoffwechsel wie-der. Wir wissen heute, dass basische Substanzen im Stoffwechsel auch sauer reagieren können und umgekehrt. Die „Ragnar-Berg-Tabellen", die dies noch nicht berücksichtigen, sind aber heute immer noch im Einsatz. Es herrscht keine Einheitlichkeit über die Säure-Basen-Wertig-keit der Ernährung, aber es gibt doch einige klare Aussagen und Erfah-rungswerte, auf die ich mich beziehen will. Seit einigen Jahren gibt es in Weihenstephan an der Technischen Universität ein Säure-Basen-Fo-rum, das eine interessante Homepage zu diesem Thema hat: www.säu-re-basen-forum.de. In einer deutschen Klinik wird eine Studie durchge-führt, die diese Stoffwechselwirkung von sauren und basischen Nahrungsmitteln erforscht. Wir dürfen gespannt sein.

Um es Ihnen etwas leichter zu machen, finden Sie nachstehend alle Nahrungsmittel aufgelistet, die während des Basenfastens verboten sind. Im Anschluss daran finden Sie eine Liste aller Nahrungsmittel, die während des Basenfastens erlaubt sind.

Folgende Lebensmittel sind während des Basenfastens nicht erlaubt:

1. Säurespender

   alle Fleisch- und Wurstwaren, Fleischbrühe; Fisch;
   Schalentiere; Senf und Essig;
   Milchprodukte: alle Käsesorten, Quark, fettarme
   Milchprodukte, pasteurisierte Milch; Ei,
   Eiweiß (Dotter allein = basisch);
   Hülsenfrüchte, Spargel, Rosenkohl, Artischocken;
   alle Nüsse außer Mandeln und frische Walnüsse;
   kohlensäurehaltige Getränke (auch Mineralwässer);
   Vollkornprodukte

2. Säureerzeuger

Sie wirken nicht nur sauer, sondern entziehen dem Körper auch
wertvolle Mineralien (= Basen):
alle Süßigkeiten, insbesondere die mit Fabrikzucker
hergestellten; Eis;
alle Weißmehlprodukte; auch graue Brötchen;
Teigwaren, geschälte und polierte Getreide;
polierter Reis;
gehärtete, raffinierte Fette und Öle, gewöhnliche
Margarine, billige Salatöle;
Bohnenkaffee, schwarzer Tee, Limonaden, Cola, Alkohol.

3. Außerdem nicht erlaubt sind:

Butter, Sahne, Nüsse außer Mandeln, Knoblauch,
grüner Tee, Früchtetee, Rooibostee, Matetee.

Das alles dürfen Sie während des Basenfastens essen:

Obst:

Äpfel
Ananas
Aprikosen
Bananen
Baumerdbeeren (Tamarillos)
Birnen
Brombeeren
Erdbeeren
Feigen
Granatapfel
Heidelbeeren
Himbeeren
Johannisbeeren
Khakifrüchte
Kirschen
Kiwis
Kumquats
Litschis
Mandarinen
Mangos
Melonen

Mirabellen
Nektarinen
Orangen
Pampelmusen (Grapefruits)
Papayas
Pfirsiche
Pflaumen
Physalis
Quitten
Reneclauden
Rosinen
Sauerkirschen
Stachelbeeren
Trauben
Trockenobst
Zitronen

Gemüse:

Auberginen
Avocados
Blumenkohl
Brokkoli

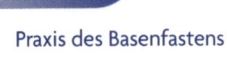

Butterrüben
Carli Paprika
Chinakohl
Chicoree, roter und weißer
Dolma Paprika
Eiszapfen
Erbsen, frisch
Fenchel
Frühlingszwiebeln
Grünkohl
Gurke
Karotten
Kartoffeln
Knollensellerie
alle Kürbisarten
Lauch
Mangold
Navets-Rübchen
Oliven
Paprika
Pastinaken
Petersilienwurzel
Rote Bete
Rotkohl
Schalotten
Schwarzer Rettich
Schwarzwurzel
Spitzkohl
Staudensellerie
Stielmus
Süßkartoffeln
Topinambur
Weißkohl
Zucchini
Zuckererbsen
Zuckerschoten
Zwiebeln

Pilze:
Austernpilze
Champignons
Egerlinge

Herbsttrompeten
Igel-Stachelbart (Pom-Pom blanc)
Krause Glucke
Morcheln
Pfifferlinge
Portabella-Pilze
Samtfußrüpli
Semmelstoppler
Shiitake
Trüffel

Salate, Kräuter:
Basilikum
Bataviasalat
Bibernell
Bohnenkraut
Borretsch
Brennnessel
Brunnenkresse
Chinakohl
Chicoree, rot und weiß
Dill
Eichblattsalat
Eisbergsalat
Eistropfen
Endivien
Feldsalat
Fenchel
Frische Sprossen
Friseesalat
Gänseblümchen
Gartenkresse
Giersch
Glattpetersilie
Ingwer
Junger Spinat
Kamille
Kapuzinerkresse
Kardamom
Kerbel
Kopfsalat
Kümmel

Kurkuma
Lattich
Lavendelblüten
Liebstöckel
Löwenzahn
Lorbeer
Majoran
Melde (span. Spinat)
Muskat
Melisse
Orchideensalat
Oregano
Petersilie
Pfeffer
Pfefferminze
Postelein (Portulak)
Quendel
Romanasalat
Rosmarin
Rukola (Rauke)

Salbei
Sauerampfer
Schnittlauch
Schwarzkümmel
Sellerieblätter
Thymian
Weinblätter
Winterkresse
Ysop
Zitronenmelisse
Zitronenthymian

Sonstige Nahrungsmittel:

Blütenpollen
Erdmandelflocken
Frische Walnüsse
Kanne Brottrunk
Leinsamen
Mandeln
Mandelmus
Sesam

Das dürfen Sie trinken:

Quellwasser
Verdünnte Kräutertees

Der Mythos von der Milch

Um noch einmal auf die Meinungsverschiedenheiten der Säure-Basen-Forscher über die Wertigkeiten der Nahrungsmittel zurückzukommen, möchte ich doch noch die Milch erwähnen. In vielen Tabellen finden wir die Milch als basisches Nahrungsmittel aufgeführt. Dies bezieht sich natürlich nur auf die Rohmilch, aber in der Regel kaufen wir nur pasteurisierte Milch. Nur Rohmilchprodukte wirken basisch. Beim Basenfasten sind aber auch Rohmilchprodukte nicht erlaubt, da sie tierisches Eiweiß enthalten und der Entsäuerungseffekt nur eintritt, wenn die Basenfastenwoche völlig frei von tierischem Eiweiß ist.

Das wollen viele Menschen einfach nicht wahrhaben. Ein chemischer Prozess wie das Pasteurisieren, verändert die Milch in ihrer Struktur und dadurch wird sie für den Organismus wertlos. Nahezu alle Milchprodukte, die wir kaufen können, sind pasteurisierte, auch Milchprodukte aus bologisch-dynamischer Landwirtschaft. So sieht es das deutsche Lebensmittelrecht vor. Genauer betrachtet ist Milch also gar nicht so gesund. Aber an nichts halten wir so verbissen fest wie an der Milch und deren Wert für unsere Gesundheit. Dabei muss einmal gesagt werden, was Milch eigentlich ist. Nur die Menschen und Tiere produzieren Milch, die gerade ein Baby haben, das sie ernähren müssen. Ist die Stillzeit vorbei, versiegt die Milch. Dann sind die Babys groß, haben Zähne und können etwas „Richtiges" essen. Die Natur hat das alles perfekt eingerichtet. Dass unsere Supermarktregale voll stehen mit Milchprodukten, die mit Farbstoffen, Antioxidantien, Aromastoffen, Vitaminen, Spurenelementen, Laktobazillen und Zucker aufgemotzt sind, hat nun mit Gesundheit nicht das geringste zu tun.

Und das wertvolle Calcium? Hartnäckig halt sich das Gerücht, Milch sei unser wichtigster Calciumlieferant und ohne Milchprodukte laufe man Gefahr, an Osteoporose zu erkranken. Angesichts des überaus hohen Konsums an Milchprodukten in Deutschland frage ich mich ernsthaft, warum Osteoporoseerkrankungen weiter zunehmen. Menschen, die an Osteoporose erkranken sind vor allem eines: übersäuert!

Auf diese Tatsache hat bereits Dr. med. Bruker in seinem Buch „Osteoporose – Dichtung und Wahrheit" hingewiesen. Und wie bekommen wir unser Calcium?

Schauen Sie sich nur einmal die Lebensmitteltabellen an und Sie werden feststellen, wie viel Calcium, Magnesium, Zink, Selen und vieles mehr in Gemüse und vor allem in Kräutern sind. Die nachfolgende Tabelle zeigt eindrücklich, dass die Milch längst nicht der wichtigste Calciumgeber ist. Auch deuten neuere Studien darauf hin, dass Calcium aus Gemüse und Kräutern vom Körper besser aufgenommen werden kann als aus der Milch.

Auch Getreide, vor allem Getreidesprossen, enthalten eine Menge Calcium. Voraussetzung für eine optimale Calciumversorgung ist eine wirklich ausgewogene, naturbelassene Kost, möglichst aus biolo-

Wichtig

Alle pasteurisierten Produkte werden sauer verstoffwechselt.

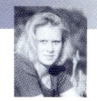

Abb. 6:
Calciumgehalt in Lebensmitteln im Vergleich

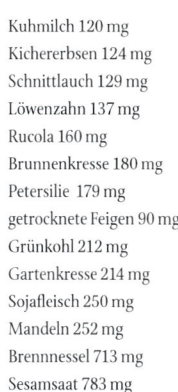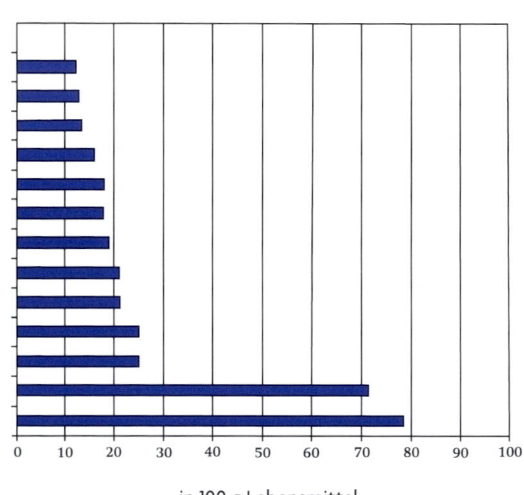

Kuhmilch 120 mg
Kichererbsen 124 mg
Schnittlauch 129 mg
Löwenzahn 137 mg
Rucola 160 mg
Brunnenkresse 180 mg
Petersilie 179 mg
getrocknete Feigen 90 mg
Grünkohl 212 mg
Gartenkresse 214 mg
Sojafleisch 250 mg
Mandeln 252 mg
Brennnessel 713 mg
Sesamsaat 783 mg

Calciumgehalt in

in 100 g Lebensmittel

gisch-dynamischem Anbau. Untersuchungen an Veganern haben ergeben, dass sie keineswegs Mangelerscheinungen aufweisen. Viele Menschen haben eine Milchallergie und/oder eine Laktoseintoleranz, ohne etwas davon zu wissen. Meist quälen sie sich seit Jahren mit Blähungen und Verdauungsbeschwerden und wissen nicht, dass sie durch die Milchallergie bedingt sind. Eine Laktoseintoleranz entsteht bei vielen Menschen erst mit zunehmendem Alter, da das Enzym Laktase seine Tätigkeit reduziert oder einstellt. Ältere Menschen können durch Mangel des Enzyms Laktase Milchprodukte oft nicht mehr vertragen.

Die gesunde Sprossenküche

Sprossen, vor allem die, die Sie selbst auf der Fensterbank ziehen, gehören mit zu den größten Vitamin- und Mineralienlieferanten, die wir kennen. Es gibt keine effektivere und billigere Methode, sich mit basischen Mineralien zu versorgen. Und lecker schmecken Sie auch. Und es geht so einfach! Als ich vor ungefähr 20 Jahren anfing, meine ersten Sprossen zu ziehen, gab es noch keine fertigen Keimboxen auf dem Markt. Ich habe damals ein sauberes Marmeladenglas oder ein Weckglas genommen, die Keime einige Stunden mit Wasser in dem Glas eingeweicht und das Glas mit einem Einmachgummi und einem Fliegendraht (aus dem Haushaltswarengeschäft) verschlossen. Das Glas habe so hingestellt, dass alles Wasser abfließen konnte. An den folgenden Tagen habe ich die Keime zweimal pro Tag mit Wasser gespült und das Wasser anschließend wieder abtropfen lassen. Nach etwa zwei Tagen zeigten sich die ersten Keime und nach drei bis fünf Tagen sind die meisten Sorten gut gekeimt. Heute funktioniert es im Prinzip noch genau so, mit dem Unterschied, dass es eine Menge komfortabler Keimboxen, Sprossensets und dergleichen gibt. Auch gibt es jede Menge Sprossenmischungen, die leider nicht ganz billig sind. Die Alternative: kaufen Sie Weizen, Kichererbsen, Mungobohnen oder was immer Sie keimen lassen wollen in normalen 250- oder 500-g-Packungen. Jedes Getreide ist keimfähig, vorausgesetzt, das Haltbarkeitsdatum ist noch nicht überschritten. Und was lässt sich am besten keimen? Im Prinzip jeder essbare Pflanzensamen.

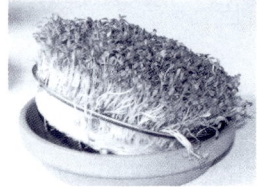

In kleinen Mengen zum Keimen erhältlich sind:

Amaranth	Linsen
Azukibohnen (rote Sojabohne)	Luzerne (Alfalfa)
Bockshornklee	Mungobohnen
Brokkoli	Radieschen
Brunnenkresse	Rauke (Rucola)
Buchweizen	Rote Beete
Dinkel	Rote Kresse
Gartenkresse	Rote Melde
Gerste	Rettich
Hafer	Senf
Hirse	Sesam
Kichererbsen	Sojabohnen
Kohlrabi	Sonnenblumenkerne
Leinsaat	Weizen, Roggen und andere Getreide

Obst ist nicht gleich Obst

Obst ist gesund – das weiß jeder. Deshalb ist es gut, so oft wie möglich Obst zu essen. Aber ist das so ganz wahr? Leider nicht. Beim Verzehr von Obst ist einiges zu beachten, damit es unserer Gesundheit dient. Zunächst einmal machen viele Menschen den Fehler, Obst zu jeder Tages- und Nachtzeit zu essen. Obst ist durch seinen hohen Wassergehalt ein sehr schnell verdauliches Lebensmittel und sollte deshalb nur auf leeren Magen gegessen werden. Wenn wir Obst am Ende einer Mahlzeit zu uns nehmen, bleibt es länger als nötig im Verdauungstrakt und führt so zu Gärungsprozessen, die unangenehm, ja sogar schmerzhaft sein können. Oft kommen dann die Patienten zu mir in die Praxis und klagen über ihre Blähungen, die verschwinden, sobald sie Obst nur noch auf leeren Magen essen. Ein weiterer Punkt ist aber auch die Auswahl des Obstes. Meine Devise ist: möglichst Obst aus der Region und gemäß der Jahreszeit auszuwählen – dann ist es meist auch reif. Das ist für die basische Wirkung entscheidend:

Bedenken sie bitte, dass all die Zitrusfrüchte unreif angeliefert werden und somit sauer wirken. Wer also angetan ist von Obst und gerne exotische Früchte ist, sollte vielleicht doch umdenken. Natürlich ist nichts dagegen zu sagen, hin und wieder eine Mango oder ein Ananas zu essen – sofern es Flugmangos oder Flugananas sind. Flugananas, das heißt, sie sind reif geerntet und per Flugzeug transportiert.

Welche Getränke sind beim Basenfasten erlaubt ?

Beim Fasten kommt es vor allem darauf an, durch eine hohe Trinkmenge eine möglichst gute Durchspülung des Körpers zu erreichen. Dadurch können Stoffwechselgifte und Schlacken leichter und schneller den Körper verlassen. Entscheidend für einen guten Durchspülungseffekt ist neben der Trinkmenge auch die Qualität der Getränke. Beim Basenfasten sind nur reines Quellwasser und verdünnte Kräutertees als Getränke erlaubt.

Damit wäre eigentlich schon alles über die Getränke während des Basenfastens gesagt, gäbe es nicht so viele Fehler, die immer wieder gemacht werden. Fangen wir doch damit an, was so alles als Getränk angesehen wird.

Milch, Obst- und Gemüsesäfte sind Nahrungsmittel und damit keine Getränke.

Kaffee nimmt eine Sonderstellung ein:

Er ist ein Säurebildner und entzieht dem Körper Flüssigkeit. Jede Tasse Kaffee, die Sie trinken, muss als Minusbilanz gesehen werden. Was heißt das? Wenn Sie täglich 2 Liter Wasser und 0,25 Liter Kaffee trinken, dann ist es für Ihren Körper so, als hätten Sie nur 1,75 Liter Flüssigkeit zu sich genommen. Gesundheitlich bedenklich wird diese Bilanz, wenn wir uns anschauen, wie das Trinkverhalten vieler Menschen aussieht: 2–3 Tassen Kaffee, 1–3 Cola oder Limonade, $\frac{1}{2}$ Flasche Mineralwasser. Die Bilanz ergibt: 0 Trinkmenge. Dazu kommt, dass Kaffee, Cola und Limonade Säurebildner sind. Wer längere Zeit so lebt, übersäuert seinen Organismus schon alleine dadurch.

Wasser – aber welches Wasser ist gesund?

Stilles Wasser ist nicht gleich stilles Wasser. Es gibt geschmackliche und qualitative Unterschiede. Das heißt für mich Wasser, das völlig frei von Kohlensäure ist und auch mineralienarm sein sollte. Trinken Sie möglichst ein reines Quellwasser, wie es z. B. Volvic, Mont Roucous und Lauretana sind. Sie können sich aber auch Wasser von Quellen abfüllen, die man vielerorts finden kann. Die Qualität dieser Wässer ist immer besser als Leitungswasser. Vor dem Gebrauch von Leitungswasser möchte ich warnen. Es wird zwar immer wieder von Stadtwerken der Nachweis gebracht, die Trinkwasserqualität sei gut, aber was heißt das? Eine Kontrolle des Trinkwassers kann immer nur das hergeben, was man auch sucht. Nach vielen Stoffen wird aber gar nicht gesucht. Wir wissen heute, dass wir in den aufbereiteten Trinkwässern eine Menge Schadstoffe finden, so auch Arzneimittel und andere Chemikalien, die unserer Gesundheit nicht förderlich sind. Wenn gesagt wird, dieses Wasser habe Trinkwasserqualität, dann geht natürlich niemand von einer Trinkmenge von 3 Liter aus, denn der Durchschnittsbürger trinkt keine 3 Liter täglich! Für das Fasten gelten andere Regeln.

Wichtig

Milch ist während des Basenfastens nicht erlaubt.

Wichtig

Kaffee ist während des Basenfastens nicht erlaubt.

Wichtig

Trinken Sie während der Fastenzeit kein Leitungswasser, es sei denn, es handelt sich dabei um ein reines Quellwasser.

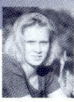

Nichts ist verwirrender als Kräutertee

Beim Fasten werden gerne verdünnte Kräutertees empfohlen. Das hört sich sehr einfach an, ist es aber leider nicht. Kräuter, die zu Teemischungen verarbeitet werden, haben eine Wirkung in unserem Organismus, meist eine Heilwirkung. Aber natürlich hängt jede Wirkung auch von der Dosis ab und so kann eine Tasse Tee eine Heilwirkung haben, während 3 Liter davon bereits eine Überdosierung darstellen können und sogar zu Vergiftungserscheinungen wie Übelkeit, Erbrechen, Kreislaufbeschwerden führen können. Selbst ein stark verdünnter Tee kann, wenn er stark wirksame Kräuter enthält, solche Wirkungen entfalten. Während meiner jahrelangen Tätigkeit in Apotheken habe ich viele Kräuter und deren Heil- und Giftwirkungen kennen gelernt. Auch habe ich erlebt, dass Gütezeichen wie *arzneibuchgeprüft* keinesfalls eine Garantie dafür sind, dass eine Heilpflanze keine Pestizide enthält. Eine Prüfung auf Pestizide und deren Rückstände ist in den Prüfungsvorschriften des Deutschen Arzneibuches nicht vorgesehen. Das gleiche gilt natürlich auch für Kräutertees, die in Teeläden, Supermärkten, aber auch Teemischungen, die aus kontrolliert biologischem Anbau stammen wie etwa die Tees der Firma Lebensbaum, deren „Morgengruß" und „Abendtraum" ich vom Geschmack und von der Wirkung her als Fastengetränk gut geeignet finde. Ich habe im Laufe der Zeit eine Menge verschiedener Tees ausprobiert und bin auf einige Kräuterteemischungen gestoßen, die als Fastengetränk gut geeignet sind. Ich habe bei Getränken der Firma Lebensbaum einen Morgen- und Abendtee gefunden, der auch bei Genuss von 3 und mehr Litern am Tag gut vertragen wird. Aber auch andere Kräutertees sind geeignet, wenn Sie folgendes beachten:

Während des Basenfastens verboten	Wissenswertes
Früchtetees	
Kräutertees die Früchte oder deren Teile enthalten (Apfelstücke, Orangenschalen, Hagebutten)	
Rooibostee (= Rotbuschtee)	
schwarzer Tee	
Aromastoffe	
reiner Pfefferminztee	
Kräutertees, die Rooibos, grünen Tee, Früchte und / oder Aromastoffe enthalten	

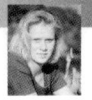

In den vergangenen Jahren sind neue Teesorten und Teemischungen wie Pilze aus dem Boden geschossen. Wie Modewellen überrollen sie den Markt und preisen ihre Heilwirkungen an. Ich bin stets vorsichtig und kritisch mit neuen Heilmitteln, auch wenn es sich dabei „nur" um Kräuter handelt, denn es fehlt meist die jahrelange Erfahrung über ihre Wirkungen und Nebenwirkungen. Eine dieser neuen Teesorten ist Rooibos – er ist so sehr „en vogue", dass man fast Rufmord begeht, wenn man auf seine Nebenwirkungen hinweist. Er ist dennoch während der Fastenwoche absolut verboten! Fast täglich drückt mir jemand eine neue Teesorte in die Hand, sei es Mondphasentee, Abendtee oder Frauentee – immer enthalten sie Rooibos oder wenigstens Aromastoffe.

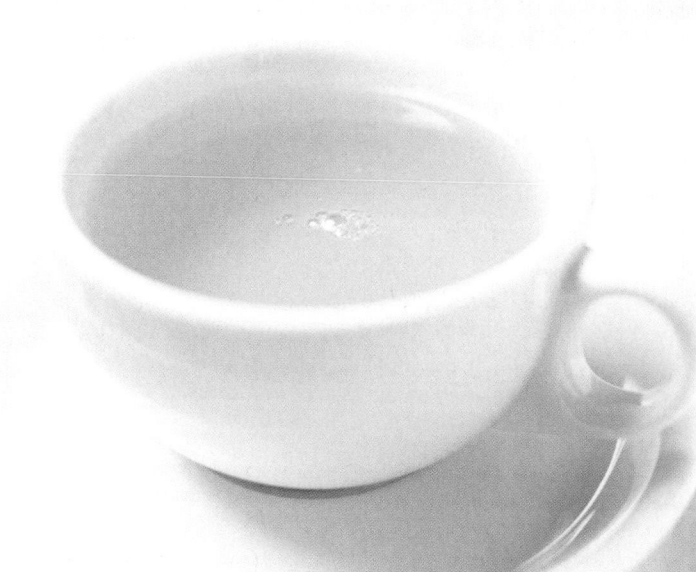

Aromastoffe haben in einem Fastenkurs ebenfalls nichts zu suchen! Es ist besser, auf bewährte und altbekannte reine Kräuterteemischungen zurückzugreifen, als Experimente auf Kosten der eigenen Gesundheit zu machen. Bedenken Sie bitte: Jede Pflanze, jedes Kraut hat eine bestimmte Wirkung, die viele Pflanzen zu Heilpflanzen werden lässt.

Manche Heilpflanzen sind sehr stark in ihrer Wirkung, so dass es nicht empfehlenswert ist, große Mengen davon zu trinken. So wissen

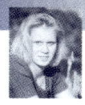

wir, dass die beliebte Pfefferminze bei übermäßigem Gebrauch die Schleimhäute reizen kann, da sie eine hohe Konzentration an ätherischen Ölen besitzt. Natürlich ist nichts gegen eine Tasse Pfefferminztee zu sagen, aber es ist nicht günstig, gleich 2 Liter davon zu trinken, schon gar nicht, wenn der Tee konzentriert ist. Jeder Kräutertee, von dem Sie mehr als eine Tasse pro Tag trinken, sollte stark verdünnt sein. Auch Früchtetees reizen die Schleimhäute und sind zudem stark säurebildend.

Ich gehe deshalb so ausführlich auf diese Thematik ein, weil es immer wieder Fehler und Unklarheiten über die Art und Weise der Getränke während des Fastens gibt. Während ich diese Zeilen schreibe, begleite ich gerade wieder einen Basenfastenkurs und habe gerade heute eine meiner leidlichen Erfahrungen mit falschen Getränken während des Fastens erleben müssen. Eine Kursteilnehmerin berichtete mir, dass sie am Ende des ersten Fastentages mit Übelkeit und Erbrechen reagierte, nachdem sie 3 Liter Kräutertee getrunken hat. Sie brachte mir die Packung mit und es stellte sich heraus, dass ihr ein anderer Tee verkauft wurde, als ich empfohlen habe. Dieser Tee war auch ein „Guten-Morgen-Kräutertee", bestand aber aus Rooibos, Früchtepulver, Pfefferminzpulver und Aromastoffen. Und das passierte, obwohl ich stets eine Einkaufsliste mit den empfohlenen Getränken verteile und an einem Einführungsabend ausdrücklich darauf hinweise, dass nur Wasser und dünne, von mir empfohlene Kräuterteemischungen getrunken werden dürfen!

Teezubereitung   **Wissenswertes**

Auf 1 Liter heißes Wasser (Quellwasser) 2–3 g Tee oder 1 Filterbeutel 5–7 Minuten ziehen lassen.
Kräutertee im Filterbeutel ist für Berufstätige sehr praktisch und unkompliziert. Leider werden die Kräuter für die Filterbeutel so klein geschnitten, dass sie ihr Aroma recht schnell verlieren.

Die 8 goldenen Wacker-Regeln

Bevor Sie die nachfolgenden Rezepte lesen und sich in das Vergnügen des Basenfastens stürzen, lesen Sie bitte aufmerksam die folgenden Hinweise durch, damit Sie möglichst viel vom Basenfasten profitieren. Im folgenden Rezeptteil finden Sie ausschließlich basische Rezepte, bei deren Benutzung Sie bitte folgendes beachten möchten:

1. Regel

Vorsicht im Umgang mit Rohkost! Rohkost ist sicher die gesündeste Art, Gemüse und Obst zu sich zu nehmen. Vorausgesetzt wird dabei ein ideal funktionierender Verdauungsapparat. Menschen, die einen empfindlichen Darm und/oder Nahrungsmittelallergien haben, sollten mit Rohkost vorsichtig sein. Es ist besser, Sie essen das, was Ihr Verdauungsapparat auch verarbeiten kann, als das, was Ihnen Schmerzen oder Probleme bereitet.

2. Regel

Essen Sie generell Obst und Rohkost nur bis 14 Uhr! Danach ist es schwerer verdaulich. Vermeiden Sie auch, Rohkost nach einer gekochten Kost zu essen. Die Verdauungszeiten von Rohkost, vor allem Obst, und gekochter Kost sind unterschiedlich und deshalb kann es leicht zu Blähungen kommen. Vor allem Obst, nach einer warmen Mahlzeit gegessen, führt gerne zu Gärungen und dadurch zu Gasbildungen, die sehr unangenehm sein können.
Salat aus Rohkost am Abend belastet die Stoffwechselprozesse der Leber, die in der Nacht besonders aktiv sind.

3. Regel

Essen Sie möglichst die letzte Mahlzeit am Abend vor 18 Uhr. Damit entlasten Sie die oben erwähnten Stoffwechselprozesse der Leber.

4. Regel

Bereiten Sie Gemüse so naturbelassen wie möglich zu! Die schonendste Art der Gemüsezubereitung ist garen und dünsten, bis das Gemüse „al dente" ist, also knackig. Anbraten sollte man so wenig wie möglich und wenn, dann so kurz wie möglich. Je länger Gemüse gekocht oder gedünstet wird, umso wertloser wird es für unseren Körper.

5. Regel

Essen sie so wenig wie möglich und nur so viel wie nötig! Auch wenn basische Kost noch so gesund sein mag, zu viel schadet immer. Halten Sie es mit dem großen Naturarzt Paracelsus, der zu sagen pflegte: „dosis facit venenum" – die Menge macht das Gift. Essen Sie stets eine kleine bis mittlere Portion und hören Sie auf, bevor Sie sich richtig satt fühlen. Das Sättigungsgefühl setzt dann meist erst nach einigen Minuten ein. Auf diese Art entlasten Sie den Stoffwechsel ebenfalls, denn auch die basische Kost verlangt vom Körper Verdauungsarbeit.

6. Regel

Achten Sie bei den einzelnen Mahlzeiten darauf, nicht zu viele Nahrungsmittel zu mischen. Eine Ausnahme sind die Menüzusammenstellungen am Ende des Rezeptteils, die für besondere Anlässe gedacht sind und eine Ausnahme sein sollen. Wenn Sie immer nur zwei oder drei Gemüsesorten wählen, dann haben Sie wesentlich mehr Geschmackserlebnis, als wenn Sie fünf oder mehr Sorten mischen.

7. Regel

Würzen Sie bitte nur sehr dezent! Es ist völlig in Ordnung, Suppen, Salate, Carpaccios oder Gemüsegerichte etwas zu würzen, aber bitte nicht zu sehr. Es irritiert die Geschmacksnerven und lässt Sie das Gefühl für Sättigung verlieren. Salz sollte so sparsam wie möglich eingesetzt werden. Besser ist es, ein Kräutersalz ohne Geschmacksverstärker wie Glutamat, oder einzelne Kräuter zu benutzen. Frische Kräuter haben den intensivsten Geschmack und darüber hinaus einen höheren Vitamingehalt.

8. Regel

Essen Sie keines dieser Gerichte, wenn Sie keinen Appetit darauf haben. Wenn sich Ihnen beim bloßen Gedanken an beispielsweise Fenchel der Magen rumdreht, sollten Sie auch keinen essen. Sie tun sich und Ihrem Körper damit keinen Gefallen. Beginnen Sie mit Rezepten von Obst- und Gemüsesorten, die Sie schon immer mochten und tasten Sie sich dann allmählich in unbekannte Gemüse- und Rezeptwelten vor. Jede tiefe innere Abneigung erzeugt eine Art von Stress, die den Körper auch sauer macht. Und das ist gar nicht im Sinne dieses Buches.

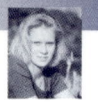

Und schließlich kann ich nicht oft genug betonen: Vergessen Sie nicht, täglich 3 Liter Flüssigkeit zu sich zu nehmen. Während der Mahlzeiten sollten Sie aber nicht trinken, um die Verdauungssäfte nicht unnötig zu verdünnen.

Einkaufsliste

Aus der nachstehenden Liste können Sie entnehmen, was Sie zum Basenfasten auf jeden Fall benötigen:

- Reines Quellwasser ohne Kohlensäure in ausreichender Menge – Sie benötigen 2,5 bis 3 Liter pro Tag!
- Reine Kräutertees
  Achten Sie darauf, dass sie keinen grünen Tee, keinen schwarzen Tee, keine Früchte, kein Mate und kein Rooibos enthalten.
- Kaltgepresstes Öl (Oliven, Sonnenblumen- oder anderes Öl)
- Zitronen
- Gomasio (= Sesamsalz)
- Gemüsebrühe als Würfel oder in der Dose
- Sprossenmischungen zum Keimen oder fertig gekeimte Sprossen vom Wochenmarkt
- Frische Kräuter der Saison
- Obst, Salat und Gemüse der Saison
- Kartoffeln
- Glaubersalz zur Darmentleerung oder ein Irrigator, wenn Sie Einläufe machen wollen (gibt es jeweils in der Apotheke)
- Basenbad (Apotheke)

Das Fastenprogramm

Wenn Sie nun entschlossen sind, Basenfasten einmal auszuprobieren, dann können Sie gleich mit dem Fasten beginnen, nachdem Sie sich das Fastenprogramm durchgelesen haben. Ein Entlastungstag ist nicht nötig, da sie während der gesamten Fastenzeit Nahrungsmittel zu sich nehmen dürfen. Je nachdem, wie Ihre Ernährung bislang zusammengesetzt war, wird es Ihnen den Einstieg ins Basenfasten erleichtern, wenn Sie sich ein bis zwei Tage davor überwiegend basisch ernähren.

Wenn Sie täglich drei Mahlzeiten zu sich nehmen, sollten zwei davon rein basisch sein. Das Fastenprogramm ist bewusst so gehalten, dass Sie nicht vorgeschrieben bekommen, welches Obst oder welches Gemüse Sie an welchem Tag essen sollen. Wichtig ist, dass Sie aus der vorgegebenen Auswahl an basischen Nahrungsmitteln das aussuchen, auf das Sie spontan Appetit haben. Das Fastenprogramm enthält somit Ratschläge, wie Sie die einzelnen Mahlzeiten sinnvoll im Sinne des Basenfastens gestalten können. Eine große Auswahl an möglichen Rezepten finden Sie im 4. Kapitel.

TIPP

Es erleichtert den Einstieg ins Basenfasten, wenn Sie sich ein bis zwei Tage davor überwiegend basisch ernähren.

Frühstück

- Wasser, Kräutertee oder frisch gepresster Obst- oder Gemüsesaft.
- Für den kleinen Hunger:
- ein bis zwei Obstsorten der Saison ganz oder als Obstsalat.
- Für die ganz Hungrigen:
  ein „basisches Müsli"
- Wenn Sie Obst nicht mögen oder nicht vertragen, empfehle ich eine warme Gemüsebrühe zum Frühstück.

Zwischenmahlzeit

Wenn Sie der Hunger plagt, dann sind folgende „Snacks" erlaubt:
- einige Mandeln (keine anderen Nüsse!), Dörrobst (Feigen, Datteln, Aprikosen, Äpfel, Pflaumen, Rosinen etc), oder 1–2 Teelöffel Mandelmus
- einige Oliven

TIPP

Eine Tasse heißes Wasser beruhigt den Magen und mindert das Hungergefühl.

Mittagessen

Für den kleinen Mittagshunger:
- bunter Rohkostsalat
- Gemüsecarpaccio

Für die Hungrigen:
- Gemüsebrühen oder Gemüsesuppen
- gedämpftes Gemüse

Zwischenmahlzeit

Wie vormittags
Bitte nicht vergessen: reichlich Wasser bzw. Kräutertee trinken!

Abendessen

- Eine warme Gemüsebrühe oder -suppe
- gedünstetes Gemüse

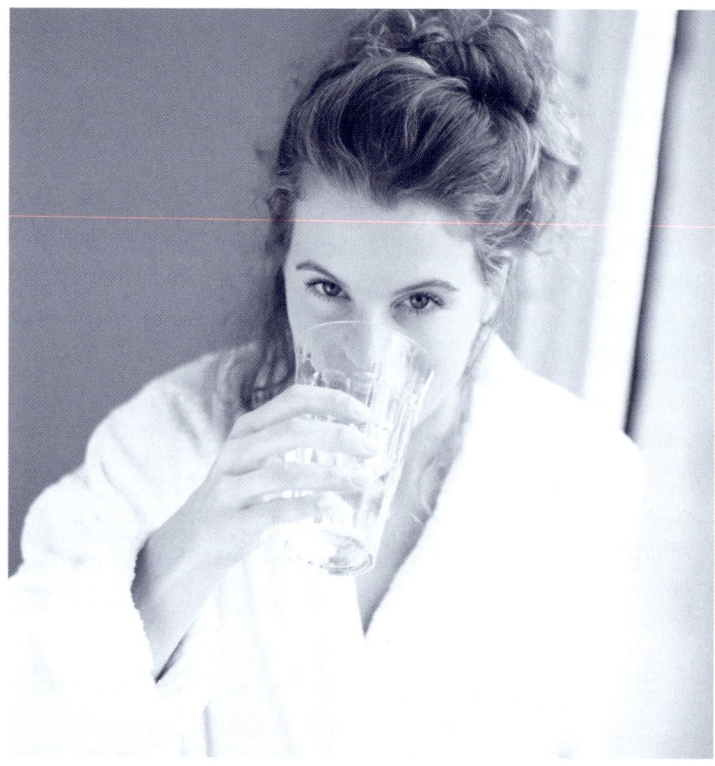

Denken Sie daran, dass Sie nach 18 Uhr möglichst nichts mehr essen.
Haben Sie ausreichend getrunken?
Denken Sie daran, täglich 3 Liter Flüssigkeit zu sich zu nehmen!

Rezepte

Bemerkungen

Es macht keinen Sinn, Erdbeeren im Winter zu essen, wenn sie völlig grün und vitaminlos aus Afrika einwandern. Genauso wenig Sinn macht es, im Winter Tomatensalat direkt aus dem Treibhaus zu essen. Sinnvoll ist es, die Auswahl der Obst- und Gemüsesorten gemäß der Jahreszeit zu treffen. Deshalb habe ich die nachfolgenden Rezepte jeweils mit einem Symbol für die empfohlene Jahreszeit versehen, damit Sie sofort ersehen können, welche Gerichte in Ihr persönliches Fastenprogramm passen:
F = Frühling, S = Sommer,
H = Herbst, W = Winter.

Außerdem habe ich die Rezepte nach der Art des Aufwandes gekennzeichnet: einfache Rezepte und aufwendige Rezepte, die etwas mehr Zeit erfordern. Schließlich finden Sie einige Menüvorschläge für besondere Anlässe oder für Gäste. So können Sie in aller Ruhe überblicken, was für Ihre Bedürfnisse passend ist. Wenn Sie wenig Zeit haben, genügt es völlig, wenn Sie nur einfache Gerichte zubereiten. Die aufwendigeren Rezepte sind für die Menschen gedacht, die gerne kochen und auch dazu die nötige Zeit haben.

Ich wünsche Ihnen viel Spaß beim Ausprobieren der Rezepte und guten Appetit!

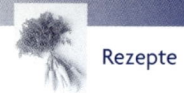

Frühstücksideen

Das ideale Frühstück fürs Basenfasten

Im Frühsommer/Sommer:
250 g Erdbeeren oder Himbeeren oder
2 Pfirsiche, 4 Aprikosen
2 Nektarinen oder 3 Feigen
Es können auch 2 Obstsorten gemischt werden

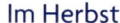

Im Herbst:
Einige Trauben oder Pflaumen oder
Brombeeren oder Heidelbeeren
1–2 Äpfel

Im Winter:
1–2 Äpfel, gerieben mit Zitrone oder ganz
$^1/_2$ bis $^1/_4$ Flugananas
1 Banane und $^1/_2$ Apfel

Für unhungrige Morgenmuffel:
Wenn Sie morgens gewohnt sind, gar nichts zu essen, weil Sie einfach so früh noch keinen Hunger haben, dann ist es völlig ausreichend, ein oder zwei Becher Kräutertee zu trinken. Auch Wasser, insbesondere heißes Wasser, kann morgens getrunken werden. Sehr zu empfehlen ist auch eine Tasse Ingwertee.

Ingwertee

Ingwertee: Von einer frischen Ingwerwurzel ein 3–4 cm langes Stückchen abschneiden, schälen und in dünne Scheiben schneiden. In einen Becher geben und mit siedendem Wasser überbrühen. Einige Minuten ziehen lassen.

Sie können auch ein Glas frisch gepressten Obst- oder Gemüsesaft zu sich nehmen, sollten dabei aber darauf achten, sehr langsam zu trinken. Saft von Obst und Gemüse wird vom Körper als Nahrungsmittel angesehen und sollte so langsam getrunken werden, als würden Sie es kauen. Das ist gar nicht so einfach.

Wenn sie es frisch und fruchtig mögen, sollten Sie einmal diesen Tee ausprobieren:

Matteo's Zitronenmelisse-Eistee

Zubereitung (Vorrat):
1 Liter Zitronenmelissetee kochen, im Kühlschrank abkühlen lassen, den Saft einer halben Zitrone und 2 ausgepresste Orangen zu der Mischung geben. Wahlweise kann auch frisch gepresster Apfel-, Kiwi- oder Mangosaft verwendet werden. Schmeckt köstlich. Mein Sohn Matteo (10 Jahre) hat dieses Rezept erfunden.

Zitronenmelisse aus frischen Blättern gemacht schmeckt besonders aromatisch. Einmal in den Garten gepflanzt, wuchert sie gerne und geht Ihnen nie aus. Sie können aber auch getrocknete Zitronenmelisse kaufen, auch als Filterbeutel.
Hier noch einige Saftideen:

Apfel-Karottensaft (F,S,H,W)

Zubereitungszeit: 5–7 Minuten
Zutaten für 1 Person:
4 mittelgroße Äpfel, 2 mittelgroße Karotten

Zubereitung:
Die Äpfel waschen, in Schnitze schneiden und in den Entsafter geben. Die Karotte mit der Gemüsebürste unter fließendem Wasser reinigen und in den Entsafter geben.

INFO

Äpfel haben auch eine entzündungshemmende Wirkung

Äpfel haben eine reinigende Wirkung auf die unteren Darmabschnitte, wenn sie nüchtern gegessen oder als frisch gepressten Saft getrunken werden. Der Saft wirkt dabei schneller als der ganze Apfel, weil die Faserstoffe fehlen, die den Verdauungsvorgang verzögern.

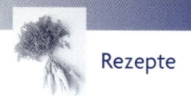

Für den kleinen Hunger: Auch Karotten haben, vor allem als Saft, eine reinigende Wirkung. Sie fördern zudem die Entgiftung über die Leber.

Bananen-Ananas-Saft (F,S,H,W)

Zubereitungszeit: 10 Minuten
Zutaten für 1 Person:
1 Flugananas, 1 Banane

Zubereitung:

Die Ananas und die Banane schälen, in Stücke schneiden und in den Mixer geben.

Mango-Orangensaft (F,H,W)

Zubereitungszeit: 10 Minuten
Zutaten für 1 Person:
2 Orangen, 1 Mango

Zubereitung:

Die Orangen mit der Zitruspresse auspressen, die Mango schälen, in große Stücke schneiden und den Kern entfernen. Die Mangostücke im Mixer pürieren und mit dem Orangensaft vermischen.

Pfirsich-Kiwi-Saft (S, Frühherbst)

Zubereitungszeit: 10 Minuten
Zutaten für 1 Person:
4 reife Pfirsiche, 4 reife Kiwi, einige Blätter Zitronenmelisse

Zubereitung:

Die Pfirsiche gut waschen, entkernen in Stücke schneiden und in den Mixer geben. Die Kiwi schälen, vierteln und ebenfalls in den Mixer geben. Mit den Blättchen der Zitronenmelisse verzieren.

Dieser und der Ananassaft sind der pure Luxus zum Frühstück, machen aber munter, sind urgesund und schmecken sehr lecker. Verwenden Sie bitte zur Herstellung von Säften Früchte aus ökologischem

Anbau. Dies gilt vor allem für die Früchte, die nicht geschält werden (wie Äpfel, Pfirsiche). In der Schale liegen ja, wie wir alle wissen, die wertvollen basisch wirkenden Mineralien und Spurenelemente. Und auf die kommt es an.

Für die Hungrigen

Ein bis zwei Obstsorten ganz oder als Obstsalat.
Achten Sie bei der Wahl der Obstsorte bitte auf die Saison, wie ich es oben beschrieben habe.

Für die ganz Hungrigen

Wenn Sie morgens sehr hungrig sind, dann können Sie ein „ basisches Müsli" machen:

Müsli

1 Banane zerdrücken, einige Heidelbeeren oder anderes Obst (je nach Saison) dazu geben. Einige Mandeln klein schneiden und zusammen mit Chufas Nüssli (Erdmandelflocken aus dem Reformhaus) untermengen. Sie können auch den Saft einer halben Zitrone zu der Mischung geben. Anstelle der Mandeln kann man auch einen Teelöffel Mandelmus verwenden.

Statt der Chufas Nüssli können Sie auch einige Sonnenblumenkerne, Blütenpollen oder 2 Teelöffel geschroteten Leinsamen dazu geben. Einige milde Sprossensorten, wie etwa Linsenkeimlinge, schmecken auch hervorragend im Müsli.

Wenn Sie Obst nicht mögen oder nicht vertragen, empfiehlt sich eine warme Gemüsebrühe zum Frühstück oder eine Quitte oder ein Apfel aus dem Backofen.

TIPP

Blütenpollen sind reich an Eiweiß und ungesättigten Fettsäuren. Sie enthalten viele wertvolle Mineralien und Spurenelemente und schmecken lecker.

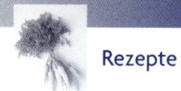

Basische Salatdressings

Dressing 1

2 Esslöffel kaltgepresstes Öl (Sonnenblumen-, Oliven-, Distel-, Sesam-, Kürbiskernöl o.a.), Saft von $\frac{1}{2}$ Zitrone, je 1 Prise Meersalz oder Herbamare, weißer Pfeffer, frische Kräuter der Saison (Schnittlauch, Petersilie, Bibernell, Zitronenmelisse, Basilikum, Dill, Kresse).

Je nach Lust und Laune können Sie etwas Gomasio (Sesamsalz), 2 Teelöffel Leinsamenschrot, Pinien- oder Sonnenblumenkerne dazu geben. Auch $\frac{1}{2}$ Teelöffel Vitam R (Hefepaste) belebt den Geschmack der Salatsoße.

Dressing 2 – Karottendressing

2 Esslöffel kaltgepresstes Sonnenblumenöl (auch Karottenöl ist möglich), Saft von $\frac{1}{2}$ Zitrone, Gewürze wie bei Dressing 1, 1 Karotte, eventuell 1 Esslöffel Karottensaft

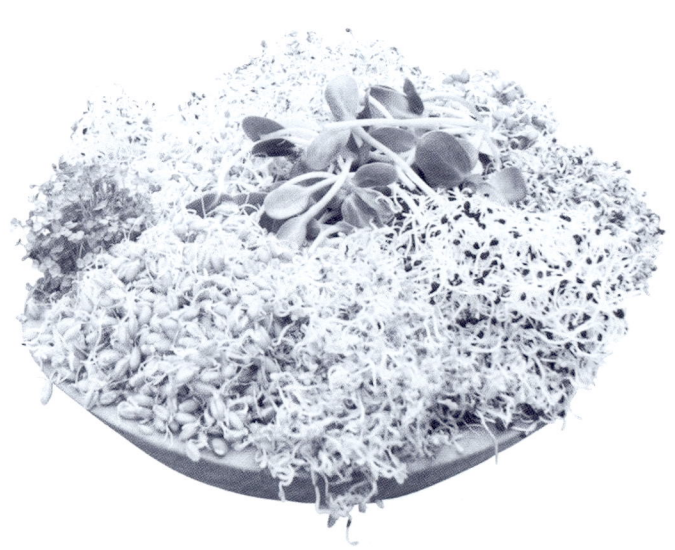

Zubereitung:

Die Karotte waschen, schälen und fein raspeln. Mit dem Karottensaft unter die Salatsoße mischen.

Dressing 3 – Kohlrabidressing

2 Esslöffel kaltgepresstes Distelöl, Saft von $\frac{1}{2}$ Zitrone, etwas Schnittlauch, weißer Pfeffer, etwas Kräutersalz, 1 Kohlrabi.

Zubereitung:

Die Kohlrabi waschen, schälen, fein raspeln, den Schnittlauch fein hacken und mit den Kohlrabiraspeln vermengen. Aus den übrigen Zutaten eine Salatsoße zusammenmischen und die Kohlrabi-Schnittlauchmischung dazu geben.

Dressing 4 – das Würzige

2 Esslöffel kaltgepresstes Sonnenblumenöl, Saft einer halben Zitrone, etwas schwarzen Pfeffer, etwas Endoferm (Gewürzmischung aus dem Reformhaus, das die Rohkostverdauung unterstützt), einige Schwarzkümmelsamen (stärken das Immunsystem) und $\frac{1}{2}$ Teelöffel Vitam R (eine Hefepaste aus Hefeextrakt, Meersalz und Kräuter).

Zubereitung:

Die Zutaten mischen und nach Belieben abschmecken.
Diese Soße schmeckt besonders würzig und kann für alle Blattsalate verwendet werden.

Bitte beachten: Für Hefeallergiker ist diese Soße nicht geeignet!

Wissenswertes

Nichts für Salatsoßen

Essig und Senf wirken sauer und haben während der basischen Fastenwoche nichts in unseren Salatsoßen zu suchen. Da wir die Fastenwochen völlig frei von tierischem Eiweiss halten wollen, ist auch Sahne oder Joghurt nicht für die Salatsoße geeignet.

Verwenden Sie auch keinen Knoblauch in der Basenfastenwoche, da Knoblauch Gifte im Körper festhält. Darüber hinaus wird Knoblauch oft schlecht vertragen, da er nur schwer verdaut werden kann. Viele Menschen reagieren außerdem auf Knoblauch allergisch.

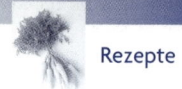

Salate

Avocadosalat auf Eiertomaten (S,H)

Zubereitungszeit: 25 Minuten
Zutaten für 2 Personen:

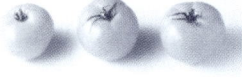

2 gut reife Avocados, 6 Eiertomaten, ½ Bund Basilikum, Zitronenthymian (wahlweise Thymian), Zutaten für Dressing 1 mit Olivenöl.

Zubereitung:

Avocados vorsichtig von der Schale und dem Kern befreien und in dünne Scheiben schneiden. Eiertomaten waschen, in Scheiben schneiden und schichtweise mit den Avocadoscheiben auf einer kleinen Platte anrichten. Das Dressing 1 mit einem Löffel darüber verteilen.

Blattsalate der Saison mit frischen Sprossen von Sonnenblumenkernen (F,S,H,W)

(Grundrezept für Blattsalate)
Zubereitungszeit: wenige Minuten
Zutaten für 2 Personen:
1 Kopf Blattsalat (Eisberg, Romana, Batavia, Eichblatt), 1 Frühlingszwiebel, 3 Esslöffel frische Sprossen von Sonnenblumenkernen (oder: Radieschen, Mungo, Alfalfa, Brokkoli, Weizenkeimlinge).

Zubereitung:

Sprossen selbst ziehen oder fertige vom Markt oder aus dem Naturkostladen verwenden. Salat klein zupfen und waschen. Die Zwiebel klein schneiden und mit Dressing 1 oder 2 und dem Blattsalat vermischen. Mit Sprossen garniert servieren.

INFO

Dieser Salat ist besonders basisch und vitaminreich.

Bunter Sprossensalat (F,S,H,W)

Zubereitungszeit: wenige Minuten
Zutaten für 2 Personen:
Sprossenmix aus Radieschen, roter Melde, rotem Kohlrabi, Kresse und Weißkohl – wahlweise können Sie auch andere Sprossenmischungen nehmen eine Schalotte, 2 Esslöffel Distelöl, 1 Karotte, etwas Schnittlauch, weißer Pfeffer, Kräutersalz, Saft einer halben Zitrone.

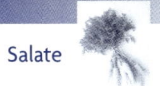

Zubereitung:

Aus dem Öl, dem Zitronensaft und den Gewürzen ein Dressing zubereiten. Die Zwiebel sehr fein hacken und zu dem Dressing geben. Die Karotte waschen, schälen und klein raspeln. Die Sprossen kurz abwaschen und mit der Karotte und dem Dressing vermischen.

Wissenswertes

Gartenmelde
Die Gartenmelde, auch spanischer Spinat genannt, ist ein einjähriges Kraut und gehört zu den Gänsefußgewächsen.

Bunter Brunnenkressesalat mit Wildkräutern und Eistropfen (F,S)

Zubereitungszeit: wenige Minuten
Zutaten für 2 Personen:
Eine Hand voll Pflücksalat, eine Hand voll Brunnenkresse, eine Hand voll Wildkräuter (z. B. Löwenzahn, Sauerampfer), eine Hand voll Eistropfensalat, 2 Esslöffel frische Sprossen, 5–8 Egerlinge, einige Radieschen, Zutaten für Salatdressing 1 oder 2.

Zubereitung:

Die Salate waschen, abtropfen lassen, die Egerlinge und die Radieschen in dünne Scheiben schneiden und mit dem Salat und dem Dressing mischen. Die Sprossen locker darüber verteilen.

Wissenswertes

Eistropfensalat
Eistropfensalat schmeckt etwas herb und ist sehr (!) mineralienhaltig.

Endiviensalat mit Radieschen (H,F)

Zubereitungszeit: 25 Minuten
Zutaten für 2 Personen:
Ein kleiner Kopf Endiviensalat, $\frac{1}{2}$ Bund Radieschen, 1 kleine rote Zwiebel, Zutaten für Dressing 1.

Zubereitung:

Den Endiviensalat waschen, die Blätter in sehr dünne Streifen schneiden und beiseite stellen. Die Zwiebel sehr fein schneiden, das Dressing 1 zubereiten und unter den Endiviensalat mischen.

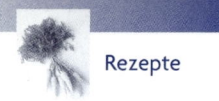
Feldsalat mit frischen Walnüssen und Avocado (H)

Zubereitungszeit: 20 Minuten
Zutaten für zwei Personen:
200 g Feldsalat, 8 frische Walnüsse, $\frac{1}{2}$ Avocado, $\frac{1}{2}$ Bund Schnittlauch, Zutaten für Dressing 1 mit Walnussöl.

Zubereitung:

Den Feldsalat putzen und waschen, die Walnüsse öffnen und halbieren, die Avocado in kleine Scheiben schneiden, den Schnittlauch waschen und in Röllchen schneiden. Dressing 1 zubereiten und mit den Zutaten vermischen.

Gurkensalat mit Dill und Borretsch (S,H)

Zubereitungszeit: 20 Minuten
Zutaten für 2 Personen:
1 Salatgurke, 1 kleine Zwiebel, $\frac{1}{2}$ Bund Dill, einige Blätter Borretsch, weißer Pfeffer, etwas Meersalz, Endoferm, Kurkuma, 2 Esslöffel Distelöl, Saft einer halben Zitrone.

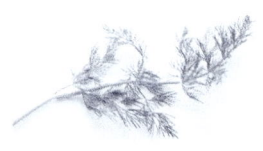

Zubereitung:

Die Gurke mit der Gemüsebürste abbürsten, waschen und mit dem Gemüsehobel in feine Scheiben hobeln.

Aus dem Distelöl, dem Zitronensaft und den Gewürzen ein Dressing zubereiten und den fein gehackten Dill und Borretsch dazu geben. Die Gurken mit dem Dressing vermischen und servieren.

Kohlrabisalat mit roter Kresse (S,W,F)

Zubereitungszeit: 20 Minuten
Zutaten für 2 Personen:
1 roter, 1 weißer Kohlrabi (wahlweise auch 2 weiße Kohlrabi), 1 Frühlingszwiebel, frische Kerbelblätter, eine Hand voll rote Kresse, Zutaten für Dressing 2 (Karottendressing).

Zubereitung:

Die Kohlrabi waschen, schälen und klein raspeln. Die Frühlingszwiebel waschen, schälen und klein würfeln.

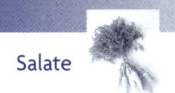

Das Karottendressing zubereiten und mit den Kohlrabi und den klein ge-hackten Kerbelblättern vermischen. Die rote Kresse über den Salat geben.

Löwenzahnsalat mit Weizensprossen (F,S)

Zubereitungszeit: 15 Minuten
Zutaten für zwei Personen:
150 g junger Löwenzahn, 1 Frühlingszwiebel, 3 Esslöffel Weizenspros-sen (die Weizensprossen sollten 3 Tage vorher angesetzt werden, wahlweise können auch fertige Sprossen wie Radieschensprossen, verwendet werden), Zutaten für Dressing 2 (Karottendressing).

Zubereitung:

Die Löwenzahnblätter waschen und abtropfen lassen. Die Zwiebel schälen und klein hacken. Dressing 2 zubereiten und mit den Löwen-zahnblättern, der Zwiebel und den Weizensprossen vermischen.

Posteleinsalat (Gartenportulak) (S,H)

Zubereitungszeit: 15 Minuten
Zutaten für 2 Personen:
200 g Postelein (vom Wochenmarkt), 1 kleine rote Zwiebel, 6–8 Ra-dieschen, Zutaten für Dressing 3 (Kohlrabidressing).

Zubereitung:

Die Posteleinblätter waschen und gut abtropfen lassen. Die Zwiebel schälen und klein hacken.

Die Radieschen waschen und in dünne Scheiben schneiden. Dres-sing 3 zubereiten und mit den Radieschen, der Zwiebel und den Po-steleinblättern vermischen.

Wissenswertes

Postelein
Postelein ist nicht immer auf dem Markt erhältlich, aber man kann ihn auch gut selbst auf der Fensterbank ziehen – in kleinen Scha-len – wie die Gartenkresse.

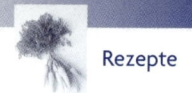

Romanasalat mit Blüten der Kapuzinerkresse (S,H)

Zubereitungszeit: wenige Minuten
Zutaten für 2 Personen:
1 Kopf Romanasalat (auch Römersalat genannt), 1 kleine Zwiebel, 1 Hand voll frische Blüten der Kapuzinerkresse und, wenn Sie es mögen, auch einige klein geschnittene Blätter der Kapuzinerkresse dazu.

Zubereitung:

Romanasalat waschen und in mittelgroße Blätter schneiden, die Zwiebel klein würfeln und Dressing 1 oder Dressing 2 zubereiten. Das Dressing unter den Salat mischen und mit den Kapuzinerkresseblüten dekorieren. Wenn Sie den sehr würzigen Geschmack der Kapuzinerkresse mögen, dann können Sie auch einige Blätter Kapuzinerkresse unter den Salat mischen.

Wissenswertes

Kapuzinerkresse

Kapuzinerkresse sieht mit ihren kräftigen gelben, orangefarbenen und roten Blütenblättern dekorativ aus und schmeckt sehr würzig. Wenn sie im Mai ausgesät wird, blühen sie ab Juli bis zum ersten Frost. Kapuzinerkresse gedeiht gut im Topf. Sie finden sie aber auch an Marktständen mit Wildkräutern. Auch als Topfpflanze ist sie neuerdings schon ab März erhältlich.
Sie stärkt das Immunsystem und wirkt antimykotisch (gegen Pilze). Sie ist als Pflanzenauszug gegen Pilzerkrankungen im Handel.

Rucolasalat mit Cocktailtomaten und frischen Egerlingen (S,H)

Zubereitungszeit: wenige Minuten
Zutaten für 2 Personen:
200 g Rucola (Salatrauke), etwa 7 Cocktailtomaten, 7 Egerlinge, 1 kleine Schalotte, Zutaten für Dressing 1 mit Walnussöl, ein Teelöffel Schwarzkümmel.

Zubereitung:

Rucolablätter und Cocktailtomaten waschen, Egerlinge abreiben, die Stiele ausputzen, die Schalotte schälen und fein würfeln. Cocktailtomaten halbieren, Egerlinge mit einer Trüffelreibe in sehr dünne Scheiben schneiden. Mit Dressing 1 alle Zutaten miteinander vermischen.

Salat von jungen Spinatblättern mit Kohlrabidressing und frischen Steinchampignons (H,W)

Zubereitungszeit: 20 Minuten

Zutaten für 2 Personen:

4 Hände voll junge (kleine) Spinatblätter, 10–12 frische Steinchampignons, 1 Schalotte, Zutaten für Kohlrabidressing.

Zubereitung:

Die Spinatblätter waschen, falls nötig die Stiele etwas abschneiden. Die Steinchampignons putzen und in hauchdünne Scheiben schneiden – geht am besten mit einem Trüffelhobel. Die Schalotte sehr fein hacken, das Kohlrabidressing zubereiten und unter die Spinatblätter mischen. Die Steinchampignons locker darüber verteilen.

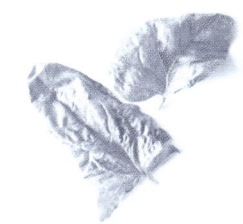

Salat von rotem und grünem Lattich mit Wildkräutern und Gänseblümchen (F)

Zubereitungszeit: wenige Minuten

Zutaten für zwei Personen:

100 g roter und 100 g grüner Lattich, 1 kleiner Bund Wildkräuter vom Markt oder aus dem Garten (Bibernell, Sauerampfer, Brennnessel, Löwenzahn), 6–8 Blüten des Gänseblümchens, 1 Frühlingszwiebel, Zutaten für Dressing 2.

Zubereitung:

Die Lattichblätter und die Wildkräuter waschen und abtropfen lassen, die Zwiebel klein schneiden, Dressing 2 zubereiten. Die Kräuter etwas klein zupfen und alle Zutaten vermischen. Die Gänseblümchenblüten darüber streuen.

Blüten　　　　　　　　　　　　　　　　　　　　**Wissenswertes**

Viele Blüten sind essbar und schmecken auch oft recht würzig, so die Blüten von Kapuzinerkresse, Veilchen, wildem Stiefmütterchen, Zucchini, Ringelblume, Rosen, Holunder. Aber es gibt auch ungenießbare, ja giftige Blüten. Erkundigen Sie sich genau, bevor Sie Experimente machen.

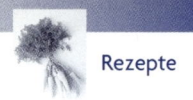

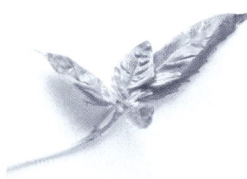

Tomatensalat mit Basilikum (S)

Zubereitungszeit: 20 Minuten

Zutaten für 2 Personen:

300 g vollreife Eiertomaten (auch Kirschtomaten eignen sich gut zu diesem Rezept), 1 mittlere Zwiebel, $1/2$ Bund Basilikum, schwarzer Pfeffer, etwas Meersalz, Saft einer halben Zitrone, 2 Esslöffel Olivenöl, Endoferm.

Zubereitung:

Die Tomaten waschen, in kleine Scheiben oder Würfel schneiden. Die Zwiebel klein hacken und zu den Tomaten geben. Aus dem Olivenöl, dem Zitronensaft und den Gewürzen ein Dressing zubereiten und unter die Tomaten mischen. Die Basilikumblätter waschen, vom Stiel zupfen und über dem Salat verteilen.

Wissenswertes

Tomaten
Dies ist ein reines Sommerrezept – Tomaten schmecken vollreif am besten und sind dann auch am basischsten.

Türkischer Salat (S,H)

Zubereitungszeit: 20 Minuten

Zutaten für 2 Personen:

1 grüne Paprika, 1 gelbe Paprika, 1 kleine Stange Lauch, 10 Kirschtomaten, 1 rote Zwiebel, 10–12 schwarze Oliven, Sellerieblätter, etwas Rosmarin, Thymian und Majoran, Zutaten für Dressing 1 (hier mit Olivenöl).

Zubereitung:

Die grüne und die gelbe Paprika waschen und in kleine Würfel schneiden. Die Lauchstange und die Sellerieblätter waschen und in hauchdünne Streifen schneiden. Die Kirschtomaten waschen und halbieren. Die rote Zwiebel klein hacken, Dressing 1 zubereiten und mit der Zwiebel, den Kräutern und den übrigen Zutaten vermischen.

Pflücksalat mit Radieschensprossen (F,S,H)

Zubereitungszeit: wenige Minuten
Zutaten für 2 Personen:
150 g Pflücksalat, eine Hand voll Radieschensprossen, eine kleine Frühlingszwiebel, $\frac{1}{4}$ Bund Schnittlauch, Zutaten für Dressing 4.

Zubereitung:
Den Pflücksalat waschen und abtropfen lassen. Die Frühlingszwiebel waschen und sehr fein schneiden. Den Schnittlauch waschen und in Röllchen schneiden. Dressing 4 zubereiten und mit dem Pflücksalat, der Zwiebel und dem Schnittlauch vermischen. Die Gänseblümchen locker über dem Salat verteilen.

Rapunzelsalat mit frischen Steinchampignons und Winterkresse (H,W,F)

Zubereitungszeit: wenige Minuten
Zutaten für zwei Personen:
Ca. 150 g Rapunzelsalat (Feldsalat), 1 kleine Zwiebel, 6–7 Steincham-pignons, 30– 40 g frische Winterkresse. Zutaten für Dressing 1 oder 4.

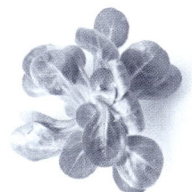

Zubereitung:
Die Rapunzeln gut waschen, die Steinchampignons waschen, mit ei-nem Gemüse- oder Trüffelhobel sehr fein hobeln und über die Rapun-zeln geben. Das Dressing herstellen, die Zwiebel fein hacken und zum Dressing geben. Die Kresse waschen und mit dem Salat, der Zwiebel und dem Dressing mischen.

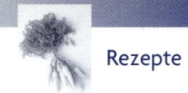

Aufwendigere Salate

Brokkolisalat mit Mandelsplittern (F,S,H,W)

Zubereitungszeit: 30 Minuten
Zutaten für 2 Personen:
500 g Brokkoli, 50 g Mandelsplitter, 1 Karotte, 1 kleine Zwiebel, $\frac{1}{2}$ Schälchen grüne Kresse, Zutaten für Dressing 4.

Zubereitung:

Den Brokkoli putzen, waschen und in kleine Röschen teilen. Die Brokkoliröschen in Kräutersalzwasser blanchieren (wenige Minuten, bis sie ein sattes Grün angenommen haben). Die Karotten waschen, schälen und fein raspeln, die Zwiebel waschen, schälen und in kleine Würfel hacken. Dressing 4 zubereiten und mit den Brokkoliröschen, den Zwiebeln und den Mandelsplittern vermischen. Die Kresse über den Salat streuen.

Wissenswertes

Brokkoli

Übrigens: 100 g Brokkoli enthält fast so viel Vitamin C wie 100 g Orangen und fast doppelt so viel Vitamin E wie Orangen. Vitamin C und Vitamin E sind Antioxidantien – Substanzen, die freie Radikale binden können. Freie Radikale sind maßgeblich an der Entstehung von Krebserkrankungen und anderen chronischen Erkrankungen beteiligt. Diese Krebsschutzwirkung kommt noch mehr in Brokkolisprossen zum Tragen, da diese in jedem Fall frisch und auch konzentrierter in ihrer Wirkung sind. Auch der Zink- und Folsäuregehalt von Brokkoli ist bemerkenswert hoch. Brokkoli gehört neben Spinat und Grünkohl zu den besten Magnesiumlieferanten.

Eiszapfensalat mit Schwarzkümmel (H,W,F)

Zubereitungszeit: 25 Minuten
Zutaten für 2 Personen:
7 Eiszapfen (kleine weiße Rettichsorte), 1 Teelöffel Schwarzkümmel, Zutaten für Dressing 1.

Zubereitung:

Die Eiszapfen mit der Gemüsebürste unter fließendem Wasser abbürsten und auf der Gemüsereibe raspeln. Dressing 1 zubereiten und mit dem Schwarzkümmel unter den Rettich mischen.

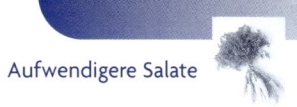

Dieser Salat schmeckt am besten, wenn Sie ihn einige Stunden durchziehen lassen.

Rote Bete-Salat (F,H,W)

Zubereitungszeit: ca. 30 Minuten
Zutaten für 2 Personen:
1 mittelgroße Rote Bete (etwa 200 g), 1 Kohlrabi, 1 TL Zitronensaft, Kräutersalz, 2 Esslöffel Sonnenblumenöl, 2 Esslöffel Sesamsamen oder Gomasio (Sesamsalz).

Zubereitung:
Rote Bete waschen, schälen, fein raspeln. Kohlrabi waschen, schälen und dazuraspeln. Den Zitronensaft, wenig Kräutersalz, das Öl und die Sesamsamen oder das Gomasio dazugeben und vermischen.

Salat von Pastinaken und Möhren (F,H,W)

Zubereitungszeit: 30 Minuten
Zutaten für 2 Personen:
1 mittelgroße Pastinake, 1 mittelgroße Möhre, 1 Zwiebel, Zutaten für Dressing 1, $^1/_2$ Schälchen grüne Gartenkresse.

Zubereitung:
Die Pastinake und die Möhre schälen, waschen und fein raspeln. Die Zwiebel klein hacken, Dressing 1 zubereiten und unter die Pastinake und die Möhre mischen. Dieser Salat kann auch in einer größeren Menge für einige Tage Vorrat hergestellt werden und eignet sich gut als Beilage für einen grünen Salat.

Pastinaken	Wissenswertes
Pastinaken sind ein den Möhren ähnliches Wurzelgemüse; die Wurzel ist weiß und auch im Geschmack den Möhren ähnlich. Im Aussehen ist sie leicht mit der Petersilienwurzel zu verwechseln, die aber etwas würziger schmeckt.	

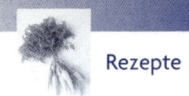

Salat von schwarzem Rettich (W,S)

Zubereitungszeit: 20 Minuten
Zutaten für zwei Personen:
1 mittelgroßer schwarzer Rettich, eine kleine Zwiebel, Zutaten für Dressing 1.

Zubereitung:

Den Rettich schälen und klein raspeln. Dressing 1 herstellen und eine klein gehackte Zwiebel dazugeben.
Diesen Salat können Sie auf Vorrat herstellen. Er hält sich gut mehrere Tage im Kühlschrank.

Wissenswertes

Schwarzer Rettich
Der schwarze Rettich gehört zu den Nahrungsmitteln, welche die größte Basenwirkung im Körper haben. Nicht umsonst ist er ein beliebtes Hausmittel bei Bronchitis, denn er wirkt stark entschleimend.

Zuckerschotensalat mit Tomaten (S, Frühherbst)

Zubereitungszeit: 45 Minuten
Zutaten für 2 Personen:
Etwa 250 g Zuckerschoten, 1 mittlere Zwiebel, 7–8 Kirschtomaten, Zutaten für Dressing 1.

Zubereitung:

Die Enden der Zuckerschoten abschneiden, waschen und in mit Kräutersalz gewürztem Wasser 10 Minuten garen. Die Zwiebel schälen und klein hacken. Die Kirschtomaten waschen und halbieren. Dressing 1 zubereiten und unter die noch warmen Zuckerschoten, die Zwiebel und die Tomatenhälften mischen.

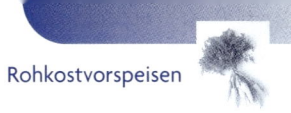

Rohkostvorspeisen

Carpaccio von Kohlrabi an Gemüsedressing (F,S,H,W)

Zubereitungszeit: ca. 20 Minuten
Zutaten für 2 Personen:
1 weißer, 1 roter Kohlrabi, 1 Karotte, 1 Lauchzwiebel, 1 Stange Staudensellerie, 3 Esslöffel Sonnenblumenöl, Saft einer halben Zitrone, Kräutersalz, weißer Pfeffer. 3 Esslöffel frische Sprossen (besonders gut schmecken Radieschen- und Brokkolisprossen.) Wenn Sie keine Sprossen zur Hand haben, können Sie auch Schnittlauch oder Kresse nehmen.

Zubereitung:

Die Karotte, die Lauchzwiebel und den Sellerie schälen und klein hacken. Aus Öl, Zitronensaft, Kräutersalz, Pfeffer und Sprossen ein Dressing bereiten und das klein gehackte Gemüse darunter mischen. Die Kohlrabi schälen und in hauchdünne Scheiben schneiden. Kreisförmig auf zwei große Teller auslegen und das Dressing darüber geben.

Carpaccio von frischen Egerlingen (F,S,H,W)

Zubereitungszeit: 20 Minuten
Zutaten für 2 Personen:
150 g schöne, große Egerlinge, 2 reife Tomaten (oder einige Cocktailtomaten), schwarzer Pfeffer aus der Mühle, 1 Teelöffel Olivenöl, 1 Esslöffel Zitronensaft, frisch gepresst, einige Blättchen frischer Basilikum.

Zubereitung:

Die Egerlinge putzen und in hauchdünne Scheiben schneiden. Die Tomaten waschen und sehr fein würfeln. Die Pilzscheiben auf zwei große Teller dekorativ auslegen und die Tomatenwürfel mit den Basilikumblättern darüber verteilen. Aus dem Olivenöl, dem Zitronensaft, dem Salz und dem Pfeffer eine Marinade zubereiten und über die Egerlinge geben.

TIPP

Verwenden sie zum Schneiden der Gemüse für Carpaccios einen Trüffelhobel oder einen speziellen Gemüsehobel. Dadurch werden die Scheiben hauchdünn und der Gemüsegeschmack ist vollkommener.

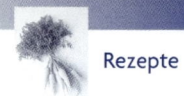

Carpaccio von Navets-Rübchen (H,W)

Zubereitungszeit: wenige Minuten
Zutaten für 2 Personen:
3 Navets-Rübchen (fallen meist klein aus), grüne oder rote Gartenkresse, Zutaten für Dressing 2 (Karottendressing).

Zubereitung:
Die Navets-Rübchen schälen, waschen und mit einem feinen Gemüsehobel oder einem Trüffelhobel sehr fein hobeln. Dressing 2 zubereiten, die Navets-Rübchen kreisförmig auf einer Platte auslegen und das Dressing mit einem Löffel darüber verteilen. Die Kresse darüber streuen.

Wissenswertes

> ### Navets-Rübchen
> Navets-Rübchen sind eine Rübenart, die man besonders im Herbst, Winter und im zeitigen Frühjahr auf den Wochenmärkten und in Naturkostläden findet. Sie erinnern in ihrem Geschmack an Rettich, sind aber viel, viel milder und ergeben ein aromatisches Carpaccio.

Carpaccio von rotem runden Rettich (H,W)

Zubereitungszeit: wenige Minuten
Zutaten für zwei Personen:
2 mittelgroße oder 3 kleine runde Rettiche (ist ein milde Rettichart), $1/_3$ Bund Schnittlauch, 1 Teelöffel Schwarzkümmel, Zutaten für Dressing 1.

Zubereitung:
Den Rettich waschen, schälen, mit einer Gemüsereibe sehr fein hobeln und kreisförmig auf zwei Teller legen.
Dressing 1 zubereiten, den Schnittlauch und den Schwarzkümmel dazu geben und die Mischung tropfenweise über die Rettichscheiben verteilen.

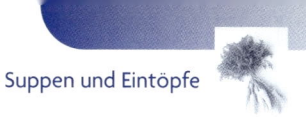

Suppen und Eintöpfe

Cremige Brokkolisuppe mit Brokkolisprossen (F,S,H,W)

Zubereitungszeit: 30 Minuten
Zutaten für 2 Personen:
500 g Brokkoli, 3 Teelöffel Brokkolisprossen (gibt es fertig oder als Samen zum selbst ziehen), 6 kleine Kartoffeln, 1 kleine Zwiebel, Muskatnuss, weißer Pfeffer, Kräutersalz, Kurkuma, 500 ml Gemüsebrühe.

Zubereitung:

Die Zwiebel sehr fein hacken, den Brokkoli waschen und in kleine Röschen teilen, die Kartoffeln waschen, schälen und in Scheiben schneiden. Die Gemüsebrühe erhitzen und alle Zutaten hineingeben, würzen und etwa 20 Minuten kochen lassen (Gabelprobe machen). Wenn Sie die Suppe nun mit dem Zauberstab pürieren, wird sie schön cremig. Vor dem Servieren werden die Brokkolisprossen darüber gestreut.

Die schnelle „Basische" – (die Restesuppe) (F,S,H,W)

Diese Suppe lässt sich schnell und unkompliziert aus Gemüseresten, die vielleicht vom Wochenende übrig geblieben sind, anfertigen. Ich fertige sie oft am Sonntagabend an, damit ich für den Montagabend, wenn meist weniger Zeit ist, schon ein basisches Essen habe. Sie kann so aussehen:

Zubereitung:

Eine Lauchzwiebel oder eine andere Zwiebel wird in etwas Sonnenblumenöl glasig gedünstet. Die vorhandenen Gemüsereste, beispielsweise eine Stange Lauch, zwei Karotten und ein Rest Kohlrabi werden klein geschnitten, dazugegeben und das Ganze wird mit 1 Liter Gemüsebrühe aufgefüllt und gewürzt. Nach Belieben können noch zwei Kartoffeln dazu geschnitten werden. In 10–15 Minuten ist die Suppe gar und eine äußerst bekömmliche Abendmahlzeit, auch wenn Sie gerade nicht fasten.

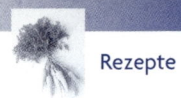
Gemüsebrühe (F,S,H,W)

Zubereitungszeit: ca. 45 Minuten
Zutaten ausreichend für 1 Person für 1 Tag:
1 Bund Suppengemüse, 1 Petersilienwurzel, 1 Butterrübchen, 1 Zwiebel, 1,5 Liter kaltes Wasser, 3 Liebstöckelblätter, vorzugsweise frisch, 1 Lorbeerblatt, 1 Prise Muskat, 1 Bund gemischte Kräuter, 1 Prise Meersalz.

Zubereitung:

Das Suppengemüse, die Petersilienwurzel und das Butterrübchen putzen, waschen und in kleine Würfel schneiden. Die Zwiebel schälen und klein schneiden.
Wasser mit dem Gemüse und der Zwiebel in einen Topf geben, aufkochen und bei mittlerer Hitze 10–15 Minuten köcheln lassen. Dann die Gewürze dazugeben und abschmecken. Weitere 15 Minuten köcheln lassen. Danach die frischen, gehackten Kräuter darüber streuen.
Wenn Sie die Suppe durch das Passiersieb geben, erhalten Sie Gemüsebrühe. Die Suppe kann aber auch mit der Gemüseeinlage verwendet werden.

Halloweensuppe vom Muskatkürbis (H,W)

Zubereitungszeit: 45 Minuten
Zutaten für 2 Personen (Vorrat):
1 mittelgroßer Muskatkürbis (oder andere Sorte), 5 mittelgroße Kartoffeln, 1,5 Liter Wasser, etwas weißer Pfeffer, Kurkuma, 1 Teelöffel Gemüsebrühe , einige Sellerie- oder Liebstöckelblätter, etwas Petersilie und Schnittlauch.

Zubereitung:

Den Kürbis aushöhlen (aus ihm kann später ein Halloweengeist geschnitzt werden). Das Fleisch in einen Kochtopf geben. Die Kartoffeln schälen, in Scheiben schneiden und dazugeben. Mit dem Wasser, der Gemüsebrühe und den Gewürzen aufkochen und ca. 25 Minuten kochen lassen. Dann mit dem Zauberstab pürieren. Mit Petersilie und Schnittlauch bestreut servieren.

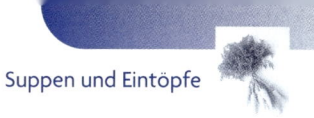

Karottensuppe mit frischen Pfifferlingen (S,H)

Zubereitungszeit: ca. 35 Minuten
Zutaten für 2 Personen:
3 Karotten, 3 mittelgroße Kartoffeln, 10 Pfifferlinge, $\frac{1}{2}$ Zwiebel, 1 Esslöffel Olivenöl, $\frac{3}{4}$ Liter Wasser, 1 Teelöffel Gemüsebrühe von Demeter, je 1 Prise Herbamare, weißer Pfeffer, etwas Petersilie.

Zubereitung:

Karotten und Kartoffeln waschen und schälen, klein schneiden und in einem $\frac{1}{2}$ Liter Gemüsebrühe etwa 15 Minuten dünsten.
Inzwischen die Pfifferlinge putzen, waschen und evtl. klein schneiden. Zwiebel klein hacken und im Olivenöl andünsten, Pfifferlinge dazugeben und ebenfalls leicht andünsten. Karotten und Kartoffeln mit dem Zauberstab pürieren. Mit Pfifferlingen und gehackter Petersilie anrichten. Guten Appetit!

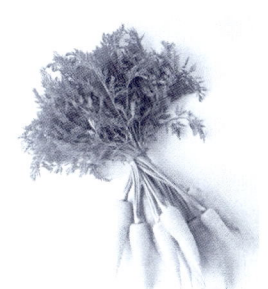

Möhrensuppe (F,S,H,W)

Zubereitungszeit: ca. 20 Minuten
Zutaten für 2 Personen:
250 g Möhren, 1 Esslöffel Olivenöl, kaltgepresst, $\frac{1}{2}$ Liter Gemüsebrühe, 2 Esslöffel Hefeflocken, 1 Prise Curry (Vorsicht Allergiker!), Pfeffer, frisch gemahlen, Salz, einige Thymianblättchen, klein gehackte frische Kräuter der Saison.

Zubereitung:

Die Möhren waschen, bürsten oder schälen und mittelgrob raspeln. Das Öl erhitzen und die Möhren darin etwa 2 Minuten andünsten. Mit der Brühe zugedeckt ungefähr 10 Minuten köcheln lassen.
Die Hefeflocken und die Gewürze dazugeben. Die Suppe mit einem Mixstab pürieren. Nach Belieben noch etwas Wasser dazugeben, mit frischen Kräutern bestreut servieren.

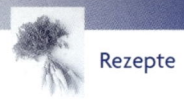
Steckrübeneintopf (H,W)

Zubereitungszeit: 45 Minuten
Zutaten für 2 Personen:
1 mittelgroße Steckrübe, 2 Karotten, 1 Stange Lauch, 1 Petersilienwurzel, 1 kleine Zwiebel, Kräutersalz, Galgant, etwas Endoferm, schwarzer Pfeffer, einige Blätter Licbstöckel (ersatzweise glatte Petersilie), 500 ml Gemüsebrühe.

Zubereitung:

Die Steckrübe, die Karotten und die Petersilienwurzel waschen, schälen und in Würfel schneiden. Den Lauch waschen und in kleine Streifen schneiden. Die Zwiebel klein würfeln und alle Zutaten zu der Gemüsebrühe geben und etwa 20 Minuten kochen lassen. Gegebenenfalls noch ein wenig nachwürzen, es sollte aber nicht zu stark gewürzt sein.

Süppchen aus Süßkartoffeln mit Stielmus (F,S)

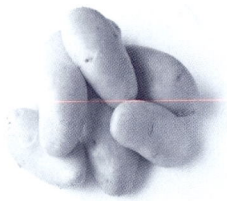

Zubereitungszeit: 40 Minuten
Zutaten für zwei Personen:
6–7 Süßkartoffeln (je nach Größe), 1 mittelgroße Zwiebel, $\frac{1}{2}$ Liter Gemüsebrühe, weißer Pfeffer, einige Blätter Liebstöckel, etwas Kerbel, 2 Esslöffel Sonnenblumenöl, 3–4 Blätter Stielmus, etwas Schnittlauch.

Zubereitung:

Die Süßkartoffeln waschen, schälen und in Scheiben schneiden. Die Zwiebel schälen, klein schneiden und in etwas Sonnenblumenöl andünsten. Die Kartoffelscheiben, die Gemüsebrühe, den Pfeffer, den Liebstöckel und den Kerbel dazugeben und etwa 20 Minuten garen. Die Stielmusblätter waschen, klein schneiden und gegen Ende der Garzeit dazu geben. Die Suppe pürieren, anrichten und mit Schnittlauch bestreuen.

Wissenswertes

Praktisch für Berufstätige

Diese Suppen können Sie am Vorabend oder als Vorrat für zwei bis drei Tage zubereiten. Es ist sehr angenehm zu wissen, wenn Sie völlig ausgehungert von der Arbeit kommen, dass Sie nur noch schnell eine Suppe aufwärmen müssen.

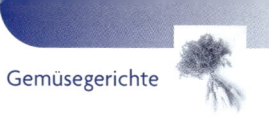

Gemüsegerichte

Austernpilzpfanne mit Grünkohl (H,W)

Zubereitungszeit: 45 Minuten
Zutaten für 2 Personen:
160 g Austernpilze, 1 Frühlingszwiebel, 1 Stiel Grünkohl, 2 mittelgroße Karotten, 2 Esslöffel Sesamöl (wahlweise auch Sonnenblumenöl), 1 Tasse Gemüsebrühe, etwas schwarzer Pfeffer, etwas Kurkuma, eine Prise gemahlener Ingwer, ein Teelöffel Schwarzkümmel.

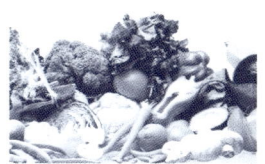

Zubereitung:

Die Frühlingszwiebel waschen und klein schneiden. Die Karotten waschen, schälen und in sehr kleine Streifen schneiden. Die Austernpilze waschen und in Streifen schneiden. Den Grünkohl waschen und in dünne Streifen schneiden. Das Öl in einer Pfanne oder einem Wok erhitzen, die Zwiebel glasig rühren, die Austernpilze unter Rühren dazugeben. Unter ständigem Rühren den Grünkohl und die Karotten dazugeben. Mit etwas Gemüsebrühe ablöschen und etwa 20 Minuten dünsten.
Wenn Ihnen die Soße zu dünnflüssig ist, können Sie eine Kartoffel abkochen, mit einer Gabel zerdrücken, 3–4 Esslöffel Soße unterrühren und zum Gemüse geben. Dadurch wird die Soße sämiger.
Sie können dieses Gericht alleine oder mit 2 Kartoffeln als Beilage genießen.

Brokkoli-Fenchel-Gemüse (S,H,W)

Zubereitungszeit: ca. 30 Minuten
Zutaten für 2 Personen:
500 g Brokkoli, 250 g Fenchel, 2–3 Esslöffel Oliven- oder Traubenkernöl, Pfeffer, frisch gemahlen, Salz, 2 Esslöffel Petersilie, frisch gehackt.

Zubereitung:

Das Gemüse putzen und waschen. Den Brokkoli in mittelgroße Röschen zerteilen und diese längs halbieren. Dicke Strunkteile schälen

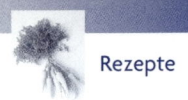
und grob würfeln. Den Fenchel in sehr feine Streifen hobeln. In einer großen Pfanne 1–2 Esslöffel des Öls erhitzen, zuerst den Fenchel und die geschnittenen Strunkstücke, 2–3 Minuten später die Röschen dazugeben, unter Rühren anbraten. Etwa 75 ml Wasser angießen und alles zugedeckt bei schwacher Hitze etwa 10 Minuten weiterdünsten. Mit Pfeffer und Salz würzen. Das restliche Öl darüber träufeln.

Hokaido aus dem Wok mit frischen Erbsen und Igel-Stachelbart (H,W)

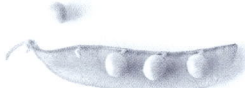

Zubereitungszeit: ca. 35 Minuten
Zutaten für zwei Personen:
1 kleinerer Hokaido-Kürbis, 2 Hände voll frischer Erbsen, eine Hand voll Igel-Stachelbart, 2 Lauchzwiebeln, 2 Esslöffel Sonnenblumenöl, kaltgepresst, Kräutersalz, weißer Pfeffer.

Zubereitung:

Die Schalen der Erbsen entfernen, die Erbsen waschen und in etwas Gemüsebrühe weich dünsten. Den Hokaido mit der Gemüsebürste schrubben und abwaschen, mit der Schale in kleine Streifen schneiden und beiseite legen. Die Lauchzwiebeln waschen, klein schneiden und im erhitzten Olivenöl andünsten. Jetzt kann der klein geschnittene Hokaido dazugegeben und unter ständigem Rühren gedünstet werden. Je nachdem, wie dünn der Hokaido geschnitten wurde, braucht er 15–20 Minuten, bis er gar ist. Den Igel-Stachelbart klein schneiden und gegen Ende der Garzeit zugeben.

Wissenswertes

Hokaido und Igel-Stachelbart

Hokaido ist eine Kürbisart, die sehr sämig ist und sehr aromatisch schmeckt. Igel-Stachelbart oder Pom-Pom blanc ist ein aus China stammender sehr leckerer Pilz. Er enthält viele essenzielle Aminosäuren, Mineralstoffe sowie Zink, Selen und Eisen. Leider ist er nur selten auf dem Markt zu finden.

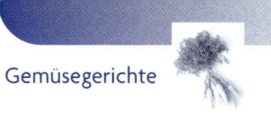

Italienisches Frühlingsgemüse (F,S)

Zubereitungszeit: 45 Minuten
Zutaten für 2 Personen:
1 Bund junge Möhren, 1 Staude Staudensellerie mit Sellerieblättern,
2 Esslöffel Olivenöl, Gemüsebrühe, weißer Pfeffer, Majoran, Oregano.

Zubereitung:

Die Möhren unter fließendem Wasser mit der Gemüsebürste säubern
und in dünne Scheiben schneiden. In etwas Olivenöl andünsten, würzen, eine Tasse Gemüsebrühe dazugeben und einige Minuten dünsten, bis sie „al dente" sind.
Den Sellerie waschen und die holzigen Fasern abschälen. In dünne
Scheiben schneiden und in der Gemüsebrühe „al dente" garen. Die
Blätter des Selleries waschen und klein schneiden. Die beiden Gemüse nebeneinander anrichten und die klein geschnittenen Blätter des
Selleries unter das Selleriegemüse mischen.

Junge Möhren auf einem Sojasprossenbett (F,S)

Zubereitungszeit: 35 Minuten
Zutaten für 2 Personen:
1 Bund junge Möhren, 2 Hände voll frischer Sojasprossen (gibt es auf
dem Wochenmarkt und in Gemüsegeschäften), eine kleine Zwiebel, etwas frische Gartenkresse, 2 Esslöffel Sesamöl (wahlweise auch Sonnenblumenöl), weißer Pfeffer, eine Prise gemahlener Ingwer, Kräutersalz.

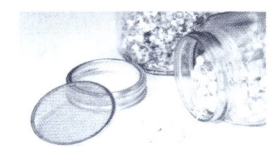

Zubereitung:

Die Möhren unterm fließenden Wasser mit der Gemüsebürste säubern. Das Kraut so abschneiden, dass grüne Stängel von 5–7 cm übrig
bleiben. In einem Topf Wasser mit Kräutersalz würzen und die ganzen Möhren darin sieden lassen, bis sie „al dente" sind.
Die Zwiebel fein würfeln und in dem Sesamöl glasig dünsten. Die Sojasprossen waschen, dazugeben und würzen. Nicht anbraten lassen –
nur kurz andünsten, bis sie gut warm sind. Auf einen Teller die Sojasprossen ausbreiten, die ganzen Möhren fächerförmig darüber ausbreiten und zum Schluss mit der Kresse garnieren.

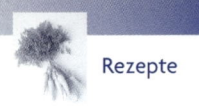

Sesamöl schmeckt nach Nuss und gibt diesem Gericht ein besonderes Aroma, vor allem in Kombination mir dem Ingwer.

Junge Buschbohnen mit Eiertomaten (S,H)

Zubereitungszeit: 30 Minuten
Zutaten für 2 Personen:
2 Hände voll Buschbohnen, 3–4 Eiertomaten, 1 mittelgroße rote Zwiebel, 2 Esslöffel Olivenöl, weißer Pfeffer, Kräutersalz, einige Stängel frisches Bohnenkraut (aus dem Garten oder vom Wochenmarkt), etwas frischen Basilikum, $1/4$ Liter Gemüsebrühe.

Zubereitung:

Die Buschbohnen waschen, die Spitzen abschneiden und abtropfen lassen. Die Zwiebel schälen, fein schneiden und in Olivenöl glasig dünsten. Die Buschbohnen dazugeben, nach kurzem Andünsten mit der Gemüsebrühe ablöschen und die Gewürze dazu geben. Die Eiertomaten waschen und in kleine Würfel schneiden. Wenn die Bohnen fast gar sind, die Eiertomaten unter die Bohnen mischen und noch etwa eine Minute lang erwärmen. Dazu können ein bis zwei Kartoffeln gegessen werden.

Mediterranes Gemüse al forno (S, Frühherbst)

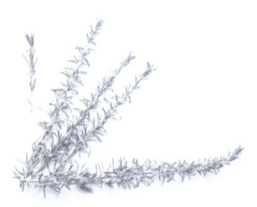

Zubereitungszeit: 50 Minuten
Zutaten für 2 Personen:
2 mittlere Zucchini, 10–12 schwarze Oliven, 10–12 reife kleine Tomaten, 1 Zwiebel, etwa 20 frische Basilikumblätter, 3 Esslöffel Olivenöl, Gemüsebrühe, schwarzer Pfeffer, Kräutersalz, Thymian und Rosmarin.

Zubereitung:

Die Zucchini unter fließendem Wasser mit der Gemüsebürste säubern und mit einem scharfen Messer so der Länge nach anschneiden, dass sie wie ein Fächer auseinander gelegt werden kann. Die Zucchini etwa 15 Minuten in Gemüsebrühe garen. Die Zwiebel klein schneiden, im Olivenöl glasig dünsten und in einer Auflaufform gleichmäßig verteilen. Die ausgebreitete Zucchini in die Auflaufform geben, die Oliven, die Tomatenscheiben, Rosmarin und Thymian darüber

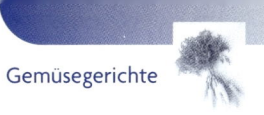

verteilen. Im vorgeheizten Ofen bei 180 °C wenige Minuten erwärmen. Die Basilikumblätter erst kurz vor dem Servieren darüber verteilen.

Petersilienwurzel-Karotten-Spaghetti

Zubereitungszeit: 30 Minuten
Zutaten für zwei Personen:
1 große, gerade Petersilienwurzel, 2 gerade Karotten, 2 Esslöffel Distelöl,1 Zwiebel, Kräutersalz, schwarzer Pfeffer, $^1/_8$ Liter Gemüsebrühe, einige Blätter Petersilie.

Zubereitung:

Die Petersilienwurzel und die Karotten waschen, schälen und in der Gemüsespaghettimaschine zu Spaghetti drehen. Die Zwiebel schälen, sehr fein schneiden und im Distelöl andünsten. Die Gemüsespaghetti dazugeben, kurz andünsten und die Gemüsebrühe dazugeben. Unter Umrühren al dente werden lassen und würzen. Die Petersilie über die fertigen Spaghetti geben.

Pilzragout an Petersilienkartoffeln (F,S,H,W)

Zubereitungszeit: ca. 40 Minuten
Zutaten für 2 Personen:
6–8 kleine Kartoffeln, 100 g Champignons, 100 g Austernpilze, 100 g Shiitakepilze, 1 mittelgroße Zwiebel, 2 EL Sonnenblumenöl, etwas Demeter Gemüsebrühe, 1 Teelöffel Gomasio, Kräutersalz, Pfeffer, $^1/_2$ Bund gehackte Petersilie.

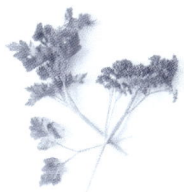

Zubereitung:

Die Pilze säubern und klein schneiden. Etwa $^1/_4$ der Pilze klein hacken, mit der halben, klein geschnittenen Zwiebel in Öl andünsten, die Gemüsebrühe dazugeben, würzen und mit dem Zauberstab pürieren. Die übrigen Pilze mit der restlichen Zwiebel in Öl andünsten und die pürierte Pilzsauce zugeben. Die Kartoffeln kochen, schälen und in der gehackten Petersilie wälzen.

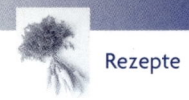

Aufwendigere Gemüsegerichte

Bunter Gemüsetopf (F,S,H,W)

Zubereitungszeit: ca. 40 Minuten
Zutaten für 2 Personen:
1 gelbe Paprika, 1 rote Paprika, 1 Zucchini, 1 Stange Lauch, 2 Tomaten, 250 g Kartoffeln, gekocht (vom Vortag), 4 EL Sonnenblumenöl, etwas Basilikum und/oder einige Blätter Rucola.

INFO

Mitgekochte Tomaten werden sauer verstoffwechselt. Besser ist es, sie nur kurz in dem bereits fertiggestellten Essen anzuwärmen.

Zubereitung:

Paprika, Zucchini und Lauch in feine Streifen schneiden. Die Kartoffeln schälen und in Würfel schneiden. Die Tomaten waschen und in Würfel schneiden. Das Öl in einer Pfanne oder im Wok erhitzen. Paprika, Zucchini und Lauch unter ständigem Rühren dazugeben und leicht andünsten (al dente). Die Gemüsemischung evtl. mit etwas Wasser ablöschen. Nun die Kartoffeln, Kräutersalz, Kurkuma und den weißen Pfeffer dazugeben. Ganz zum Schluss die Tomatenwürfel mit dem Basilikum und/oder klein geschnittenem Rucola untermischen.

Frische Pfifferlinge auf einem Bett von Zucchinispaghetti (S,H)

Zubereitungszeit: 50 Minuten

Zutaten für 2 Personen:
2 mittelgroße, gerade Zucchini, 1 kleine Zwiebel, 150 g frische Pfifferlinge, 4 Esslöffel Sonnenblumenöl, schwarzer Pfeffer, frische Petersilie, Kräutersalz, $\frac{1}{4}$ Liter Gemüsebrühe.

Zubereitung:

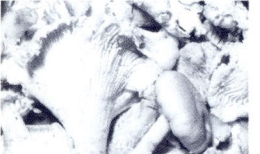

Die Zucchini waschen, schälen und in der Gemüsespaghettimaschine zu Spaghetti verarbeiten. Die halbe Zwiebel klein schneiden und im Sonnenblumenöl andünsten. Die Zucchinispaghetti dazu geben, etwas Gemüsebrühe und unter ständigem Rühren weiter dünsten. Die Pfifferlinge gut putzen und gegebenenfalls etwas kleiner schneiden. Die Petersilie waschen und mit dem Wiegemesser fein hacken. In einem anderen Topf die andere halbe, klein geschnittene Zwiebel in etwas Sonnenblumenöl glasig rühren und die Pfifferlinge dazugeben. Mit etwas Gemüsebrühe ablöschen, würzen und die Petersilie dazugeben. Die Zucchinispaghetti auf einem Teller anrichten und die Pfifferlinge darüber verteilen.

Gefüllte Paprika „Försterin Art" (S,H)

Zubereitungszeit: etwa 1 Stunde
Zutaten für zwei Personen:
2 gleich große gelbe Paprika, 4 Pellkartoffeln, 250 g frische Pfifferlinge oder gemischte Waldpilze, schwarzer Pfeffer, Kräutersalz, Glattpetersilie, Kerbel, 2 Esslöffel Olivenöl.

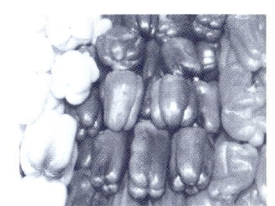

Zubereitung:

Pfifferlinge abreiben, nicht waschen – nur kurz unter fließendem Wasser abbrausen, klein hacken und in etwas Olivenöl andünsten. Mit Pfeffer, Kräutersalz, Petersilie und Kerbel würzen. Die Kartoffeln zerstampfen und unter die Pilzmischung mischen. Die Paprika waschen, am Stiel abschneiden und mit der Pilzmischung füllen. Einige Tropfen Olivenöl darüber träufeln, mit Alufolie bedecken und im vorgeheizten Backofen etwa 20 Minuten garen.

Gefüllte Riesenchampignons mit Kartoffelcreme (F,S,H,W)

Zubereitungszeit mit Backzeit: ca. 1 Stunde
Zutaten für 2 Personen:
4 Riesenchampignons, 1 Schalotte, ½ Bund frische Kräuter (Thymian, Oregano, Basilikum, Kerbel), 8–10 mittelgroße festkochende Kartoffeln, etwas Gemüsebrühe, 2 reife Tomaten, 1 Esslöffel Olivenöl.

Zubereitung:

Die Kartoffeln abkochen. In der Zwischenzeit die Champignons putzen, den Stiel herausdrehen, evtl. noch mit einem Löffel ausschaben und blanchieren. Die herausgenommenen Champignonsreste bzw. Stiele klein schneiden und mit den klein gehackten Kräutern und der klein gehackten Schalotte mischen. Mit etwas Kräutersalz, Pfeffer und Muskat würzen. Die Tomaten waschen, ebenfalls klein hacken und

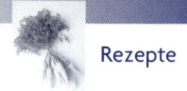
zur Seite stellen. 2– 3 gekochte Kartoffeln schälen, klein stampfen und mit etwas Gemüsebrühe und einem Esslöffel Olivenöl zu einem Brei von der Konsistenz eines normalen Kartoffelpürees verarbeiten (statt Olivenöl ist auch ein Esslöffel Pesto möglich). Sie können die Kartoffeln und die Gemüsebrühe auch mit dem Zauberstab pürieren. Nun die Champignon-Kräuter-Mischung mit der Kartoffelcreme verrühren und in die ausgehöhlten Riesenchampignons füllen. Eine Auflaufform mit etwas Olivenöl auspinseln und die gefüllten Champignons hinein setzen. Ca. 15 Minuten in den Backofen bei 180 °C geben. Die Tomatenstückchen werden erst in den letzten 5 Minuten über der Füllung verteilt, damit sie nicht zu lange erhitzt werden. Die restlichen Kartoffeln dazu reichen. Guten Appetit!

Gefüllte Wirsingkörbchen (H,W,F)

Zubereitungszeit: ca. 45 Minuten
Zutaten für 2 Personen:
1 kleiner Wirsing (was übrig bleibt, kann am nächsten Tag in einer Suppe verwendet werden), 1 kleine Zwiebel, 3 kleine Kartoffeln, 1 Karotte, 100 g Egerlinge, 3 Esslöffel Sonnenblumenöl. Kräutersalz, schwarzer Pfeffer, Muskatnuss, etwas Gemüsebrühe.

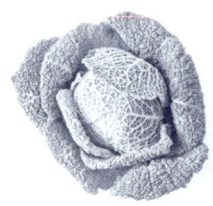

Zubereitung:

Die Wirsingblätter blanchieren, 4 große Blätter davon zur Seite legen. Je nach Größe 2–3 Wirsingblätter in feine Streifen schneiden. Die Karotte, die Egerlinge und die Zwiebel in feine Scheiben schneiden. Die Zwiebel und die Karotte in Öl andünsten, danach den Wirsing und die Egerlinge zugeben. Würzen, dann die Gemüsebrühe beimengen. In der Zwischenzeit die Kartoffeln kochen, schälen und mit der Gabel zerdrücken. Sobald das Gemüse gar ist, die zerdrückten Kartoffeln dazugeben (dadurch wird es sämiger). Nun ca. 2 Esslöffel der Gemüsemasse in je eines der beiseite gelegten Wirsingblätter geben und die Blätter jeweils zu einem Körbchen schließen (mit etwas Bindfaden – ein Schnittlauchstängel geht auch). Dazu können auch 1–2 Pellkartoffeln gereicht werden.

Junge Möhren an Schwarzwurzelgemüse (S,H)

Zubereitungszeit: 40 Minuten
Zutaten für 2 Personen:
1 Bund junge Möhren, 5 mittelgroße Stangen Schwarzwurzeln, 2 Frühlingszwiebeln, 1 Schälchen Gartenkresse, 2 Esslöffel Sonnenblumenöl, ca. 1 Liter Gemüsebrühe, weißer Pfeffer, Kräutersalz.

Zubereitung:

Die Schwarzwurzeln schälen (am besten mit Handschuhen – ist ein wenig zeitaufwendig und schmutzig, aber es lohnt sich, der Geschmack ist sehr aromatisch), säubern und in 6–8 cm lange Stücke schneiden. Die Möhren mit der Gemüsebürste putzen, waschen und klein schneiden. Die Schwarzwurzeln in der Gemüsebrühe 15–20 Minuten garen. Die Frühlingszwiebeln säubern, klein schneiden und in dem Sonnenblumenöl glasig werden lassen. Die Möhren und die Gewürze dazugeben und mit etwas Gemüsebrühe ablöschen. Bei mittlerer Hitze sind die Möhren in ca. 10 Minuten gar. Die fertigen Schwarzwurzeln unter die Möhren mischen und mit Kresse bestreut servieren. Dazu können auch ein oder zwei Pellkartoffeln gegessen werden.

Kohlrabi, gefüllt mit winterlichen Gemüsen (H,W)

Zubereitungszeit: ca. 50 Minuten
Zutaten für zwei Personen:
2 mittelgroße Kohlrabi, 1 Karotte, 1 Pastinake, eine Hand voll frische Erbsen, 1 kleine Zwiebel, 2 Esslöffel Sonnenblumenöl, eine Tasse Gemüsebrühe, etwas Kräutersalz, schwarzer Pfeffer, Galgant und eine Hand voll frische Kresse zum Verzieren.

Zubereitung:

Die Kohlrabi schälen, aushöhlen und in mit Kräutersalz gewürztem Wasser je nach Größe und Wanddicke 15–20 Minuten garen. Die kleinen Kohlrabiteile klein schneiden oder hacken. Die Karotte und die Pastinake schälen, waschen und auch klein schneiden oder hacken. Die Erbsen von der Schale entfernen und zu der Mischung geben. Die Zwiebel klein hacken und in 2 Esslöffel Sonnenblumenöl andünsten. Die klein geschnittenen Gemüse dazugeben und unter Umrühren

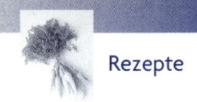

dünsten. Die Gemüsebrühe und die Gewürze dazu geben. Die Kohlrabi aus dem Wasser nehmen, abtropfen lassen und mit der Gemüsemischung füllen. Mit der Kresse verzieren. Dazu passen 2 kleine Pellkartoffeln. Guten Appetit!

Rote-Bete-Gemüse (H,W)

Zubereitungszeit: ca. 30 Minuten
Zutaten für 2 Personen:
2 große Rote Bete (ca. 400 g), 2 Esslöffel Olivenöl, kaltgepresst, 1 Esslöffel Rosmarinnadeln, 1 kleine Lauchstange, Kräutersalz, Pfeffer, frisch gemahlen, 2 Esslöffel Gomasio, 2 Esslöffel Kräuter nach Belieben (wie Bibernell, Petersilie), frisch gehackt.

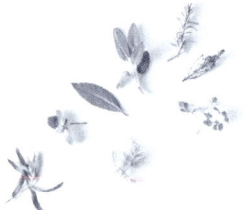

Zubereitung:

Rote Bete waschen, schälen, halbieren und in sehr feine Scheiben hobeln. Öl erhitzen, Rote Bete und Rosmarin unter Rühren andünsten, dann bei geschlossenem Deckel, nach Belieben unter Zugabe von $1/2$ Tasse Wasser, bei mittlerer Hitze noch etwa 15 Minuten dünsten.

Inzwischen den Lauch putzen und gründlich waschen, in feine Streifen schneiden. Lauchstreifen zu der Rote Bete geben und zusammen noch etwa 4 Minuten unter gelegentlichem Rühren dünsten, dabei mit Salz und Pfeffer würzen. Das Gemüse mit Gomasio und Kräutern bestreut servieren. Dazu passen Pellkartoffeln.

Thymiankartoffeln „La Ratte" an Olivenpüree (S,H,W)

Zubereitungszeit: 50 Minuten
Zutaten für zwei Personen:
6 Kartoffeln „La Ratte" (wahlweise Bamberger Hörnchen oder Galatina „Sieglinde"), 2 Esslöffel Zitronenthymian, 3 Esslöffel Olivenöl, 12 grüne und 12 schwarze Oliven, Herbes de Provence, Kräutersalz.

Zubereitung:

Die Kartoffeln werden nicht geschält, sondern mit der Gemüsebürste geputzt, dann abgewaschen und halbiert. Den Zitronenthymian waschen und mit dem Kräutersalz mischen. Die Kartoffeln mit Olivenöl bestreichen und in den Thymianblättchen wälzen. Im Backofen bei 190 °C etwa 25 Minuten kross werden lassen. Achten Sie darauf, dass die Kartoffeln nicht zu braun werden. Die Oliven mit den Herbes de Provence mischen, pürieren und zu den „Thymianratten" servieren.

Wissenswertes

La Ratte
La Ratte ist eine besonders kleine und leckere Kartoffelsorte aus Frankreich, die es das ganze Jahr über gibt. Bamberger Hörnchen ist die deutsche Variante davon und nur im Herbst und Winter zu bekommen. Galatina „Sieglinde" kommt aus Italien und ist bis ins Frühjahr zu bekommen.

Zucchinipuffer mit Steinpilzragout (H,W)

Zubereitungszeit: 60 Minuten
Zutaten für zwei Personen:
Für die Puffer: 1–2 Zucchini, je nach Größe, 4 gekochte Kartoffeln, gemischte Kräuter der Saison, Kräutersalz, 2 Esslöffel Sonnenblumenöl.
Für das Ragout: 2–3 mittelgroße Steinpilze, 1 kleine Schalotte, Glattpetersilie, Kerbel, Schnittlauch, etwa $1/4$ Liter Gemüsebrühe, 2 Esslöffel Sonnenblumenöl.

Zubereitung:
Die gekochten Kartoffeln schälen und zerdrücken. Zucchini waschen und raspeln. Die Kartoffeln und die Zucchini mit den Gewürzen mischen und alles kurz durchziehen lassen. Das Öl in der Pfanne heiß werden lassen, die Zucchini-Kartoffel-Masse esslöffelweise in die Pfanne geben und ein wenig flach drücken. Von beiden Seiten bei mittlerer Hitze etwas anbraten.

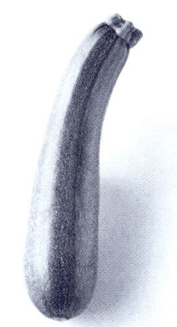

Für das Ragout die Steinpilze mit einem Küchentuch abreiben – nicht waschen –, in dünne Scheiben schneiden und zusammen mit den klein gehackten Schalotten 3–4 Minuten in Öl anbraten. Etwas Gemüsebrühe und die Gewürze zugeben und sofort servieren.

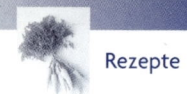
Zucchinispaghetti mit schwarzen Oliven (S,H)

Zubereitungszeit: 30 Minuten
Zutaten für zwei Personen:
2 mittelgroße Zucchini, 10–12 schwarze Oliven, eine kleine Zwiebel, 2 Esslöffel Olivenöl, 1 Teelöffel Herbes de Provence, etwas schwarzen Pfeffer, eine Tasse Gemüsebrühe.

Zubereitung:

Die Zucchini mit der Gemüsebürste abbürsten, waschen und in ganz dünne Steifen schneiden oder hobeln. Die Zwiebel klein schneiden und im erhitzten Olivenöl glasig rühren. Die Zucchini dazu geben und unter ständigem Rühren dünsten. Die Gemüsebrühe und die Gewürze dazugeben. Zum Schluss die Oliven daruntermengen, damit sie etwas erwärmt sind. Im Sommer können Sie auch einige Cocktailtomaten halbieren und mit den Oliven dazugeben.

Es ist wichtig, dass sie die Tomaten nicht mitkochen, da sie durch das Kochen eine Säurewirkung bekommen. Die leichte Erwärmung dagegen macht ihnen nichts aus. Ebenso ist es wichtig, Tomaten wirklich nur im Sommer und im frühen Herbst zu essen – dann, wenn wir sie gartenreif bekommen.

Wissenswertes

Zucchinispaghetti

Um die Zucchinispaghetti herzustellen, ist es von Vorteil, eine Gemüsespaghettimaschine zu benutzen. Es gibt sie in einigen Asienshops und auch unter der Bezeichnung „Spirali". Diese Maschine ist eine einfache, mechanische Maschine, kostet nicht viel Geld und zaubert aus Zucchini, Kohlrabi, Rote Bete, Möhren und anderen festen Gemüsesorten im Nu Gemüsespaghetti – natürlich ohne Getreidegries. Auch roh, als Gemüsespaghettisalat, schmecken sie lecker und sehen sehr ansprechend aus.

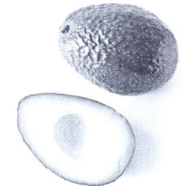

Schnelle Gerichte für den Abend

Pellkartoffeln mit Avocadocreme (F,S,H,W)

Zubereitungszeit: 30 Minuten
Zutaten für 2 Personen:
10 mittelgroße Kartoffeln, 2 Avocados, Saft von $\frac{1}{2}$ Zitrone, 1 Prise Meersalz, 1 Prise weißer Pfeffer, $\frac{1}{2}$ Schälchen Kresse.

Zubereitung:

Pellkartoffeln abkochen.
Die Avocado schälen und entkernen, mit der Gabel zerdrücken, die Gewürze und den Zitronensaft untermischen.

Carli-Paprika aus der Pfanne (F,S,H,W)

Zubereitungszeit: 10 Minuten
Zutaten für 2 Personen:
10 Carli-Paprika, 2 Esslöffel Olivenöl, etwas Kräutersalz.

Zubereitung:

Die Paprika waschen, abtrocknen und in dem Olivenöl einige Minuten andünsten, bis sie leicht die Farbe verändern. Mit dem Kräutersalz würzen und servieren.
Geht supereinfach und ist ein leckeres Abendessen.

Wissenswertes

Carli-Paprika
Carli-Paprika (wird Tscharli ausgesprochen) ist eine hellgrüne milde Paprikasorte, die meist in türkischen Lebensmittelgeschäften erhältlich ist.

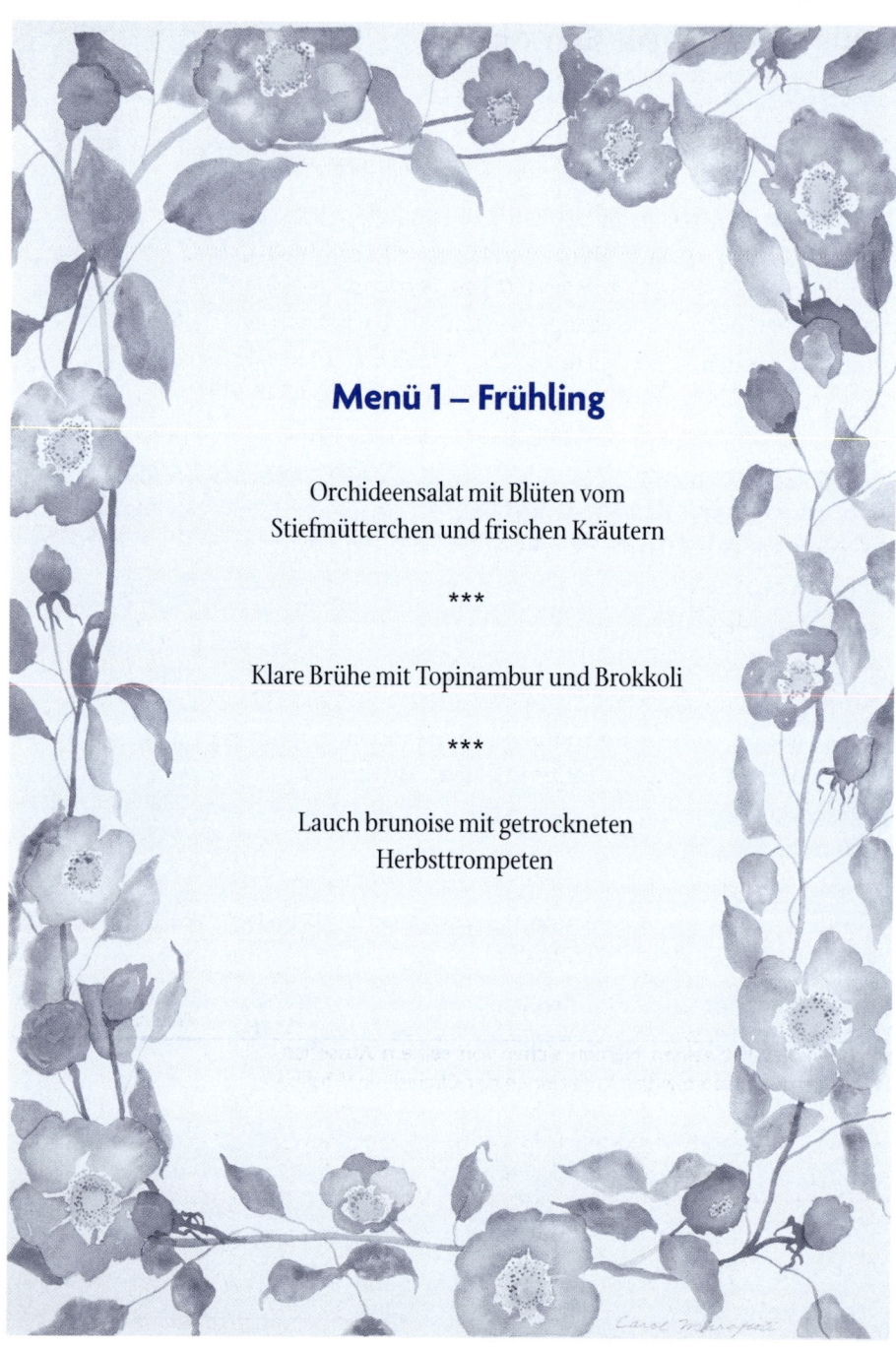

Menü 1 – Frühling

Orchideensalat mit Blüten vom
Stiefmütterchen und frischen Kräutern

***

Klare Brühe mit Topinambur und Brokkoli

***

Lauch brunoise mit getrockneten
Herbsttrompeten

Basisch genießen mit Gästen – Menüvorschläge für Gourmets

Wenn Sie jetzt immer noch der Meinung sind, basisches Essen sei langweilig, dann werfen Sie einen Blick auf die folgenden Seiten, auf denen ich Ihnen einige rein basische Menüvorschläge vorstellen möchte. Die Rezepte sind aufwendig und die Zutaten nicht immer preiswert, aber ihre Gäste werden begeistert sein. Verwöhnen sie Ihre Gäste ruhig einmal basisch. Das einzige, was nicht dazu passt, ist ein Dessert. Obst nach dem Essen mag unser Darm gar nicht leiden, und die sonst üblichen Desserts bestehen überwiegend aus Säurebildnern. Dennoch werden bei diesen Menüs Ihre Geschmacksnerven ganz auf ihre Kosten kommen.

Orchideensalat mit Blüten von Stiefmütterchen und frischen Kräutern

Zubereitungszeit: wenige Minuten
Zutaten für zwei Personen:
150 g Orchideensalat, 2 kleine Frühlingszwiebeln, eine Hand voll frische Wildkräuter, 10–15 Blüten von wilden Stiefmütterchen (wahlweise andere Blüten), Zutaten für Dressing 3 (Kohlrabidressing).

Zubereitung:
Die Salatblätter waschen, abtropfen lassen, die Zwiebeln klein hacken und die Zutaten mit dem Dressing mischen. Die Blüten locker über den Salat streuen. Schmeckt herrlich aromatisch.

Orchideensalat   **Wissenswertes**
Orchideensalat hat seinen Namen sicher von seinem Aussehen, das sehr an die gesprenkelten Variationen der Orchideen (Phalaenopsis) erinnert. Es gibt ihn im Frühling und Frühsommer als Pflücksalat an einigen Marktständen, die sich auf Wildkräuter und besondere Salatsorten spezialisiert haben. Orchideensalat dürfte eine Variation von Radicchio sein, ist aber gar nicht bitter.

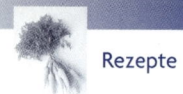
Klare Brühe mit Topinambur und Brokkoli

Zubereitungszeit: 35 Minuten

Zutaten für zwei Personen:

3 mittelgroße Knollen Topinambur, 3 Brokkoliröschen, 1 Karotte, 1 Schalotte, einige Sellerieblätter (wahlweise Glattpetersilie), $^3/_4$ Liter Gemüsebrühe, 2 Esslöffel Distelöl.

Zubereitung:

Den Topinambur, den Brokkoli und die Karotte waschen und schälen. Den Topinambur und die Karotte in kleine Scheiben schneiden, die Brokkoliröschen etwas zerkleinern. Die Schalotte schälen, in kleine Streifen schneiden und in 2 Esslöffel Öl leicht andünsten. Die Gemüsebrühe dazugeben und die Gemüse etwa 20 Minuten darin garen. Die Sellerieblätter erst gegen Ende dazugeben.

Lauch brunoise mit getrockneten Herbsttrompeten

Zubereitungszeit: 35 Minuten

Zutaten für zwei Personen:

3 Stangen Lauch, 1 mittelgroße Möhre, 2 Teelöffel getrocknete Herbsttrompeten (wahlweise Steinpilze), 2 Esslöffel Sonnenblumenöl, 1 Tasse Gemüsebrühe, Kräutersalz, weißer Pfeffer, etwas Endoferm (Kräutermischung aus dem Reformhaus – verbessert die Verdaulichkeit von Lauch).

Zubereitung:

Die Lauchstangen waschen und den Lauch sehr fein würfeln ("brunoise"). Die Möhre mit der Gemüsebürste abbürsten, waschen und ebenfalls klein würfeln. Die Gemüse im Sonnenblumenöl dünsten und mit der Gemüsebrühe und den Kräutern würzen. Vor dem Servieren die getrockneten Herbsttrompeten darüber streuen. Dazu können zwei Pellkartoffeln gereicht werden.

Wissenswertes

Herbsttrompete

Die Herbsttrompete ist ein besonders aromatischer Waldpilz. Leider ist er selten auf Wochenmärkten zu finden – schon eher im Wald oder getrocknet im Regal von speziellen Geschäften.

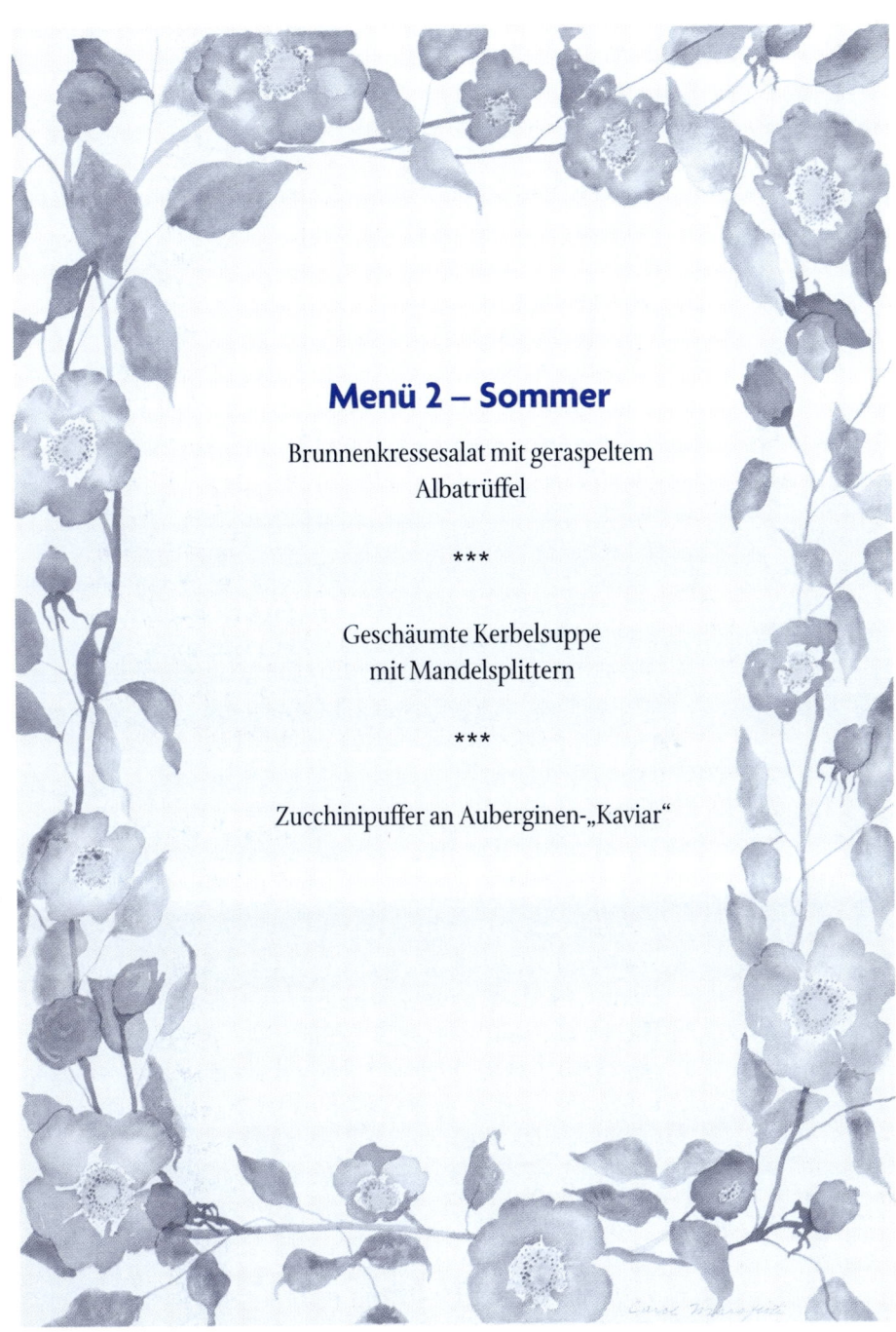

Menü 2 – Sommer

Brunnenkressesalat mit geraspeltem
Albatrüffel

***

Geschäumte Kerbelsuppe
mit Mandelsplittern

***

Zucchinipuffer an Auberginen-„Kaviar"

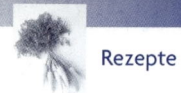

Brunnenkressesalat mit geraspeltem Albatrüffel

Zubereitungszeit: 15 Minuten
Zutaten für zwei Personen:
150 g frische Brunnenkresse, 3 Kirschtomaten, 1 Schalotte, 2–3 g Albatrüffel, Zutaten für Dressing 1.

Zubereitung:

Die Brunnenkresse waschen und abtropfen lassen. Die Schalotte schälen und sehr fein würfeln. Die Kirschtomaten waschen und vierteln, Dressing 1 zubereiten. Alle Zutaten mit dem Dressing mischen und den Salat anrichten. Erst am Tisch den Albatrüffel über den Salat hobeln.

Geschäumte Kerbelsuppe mit Mandelblättern

Zubereitungszeit: 45 Minuten
Zutaten für zwei Personen:
250 g Kartoffeln, 1 Bund Kerbel, $\frac{1}{2}$ Liter Gemüsebrühe, 2 Schalotten, etwas schwarzer Pfeffer, Muskat, Kräutersalz, 2 Esslöffel Sonnenblumenöl, 1 gehäufter Esslöffel Mandelblätter.

Zubereitung:

Die Kartoffeln und die Schalotten schälen, fein würfeln und in dem Sonnenblumenöl andünsten. Die Gemüsebrühe dazugeben und etwa 25 Minuten garen. Den Kerbel waschen, mit dem Wiegemesser klein hacken und gegen Ende der Garzeit mit den Gewürzen dazugeben. Wenn die Kartoffeln weich sind, wird die Suppe mit dem Zauberstab püriert und durch ein Sieb passiert. Mit dem Zauberstab, einem Schneebesen oder mit einem Milchaufschäumer wird die Suppe nun noch einmal schaumig gerührt. Kurz vor dem Servieren die Mandelblätter darüber streuen.

Zucchinipuffer an Auberginen-„Kaviar"

Zubereitungszeit: 60 Minuten

Zutaten für zwei Personen:

Für die Puffer: 1–2 Zucchini, je nach Größe, 4 gekochte Kartoffeln, gemischte Kräuter der Saison, Kräutersalz, 2 Esslöffel Sonnenblumenöl.
Für die Auberginen: 1 kleine Aubergine, 8 schwarze Oliven, 1 Schalotte, 3–4 Cocktailtomaten, 1 Esslöffel Olivenöl, 1 Esslöffel Herbes de Provence, $\frac{1}{2}$ Esslöffel Zitronenthymian, etwas Kerbel, Kräutersalz, 2 Salatblätter zur Dekoration.

Zubereitung:

Die gekochten Kartoffeln schälen und zerdrücken. Zucchini waschen und raspeln. Die Kartoffeln und die Zucchini mit den Gewürzen mischen und alles kurz durchziehen lassen. Das Öl in der Pfanne heiß werden lassen, die Zucchini-Kartoffel-Masse esslöffelweise in die Pfanne geben und ein wenig flach drücken. Von beiden Seiten bei mittlerer Hitze etwas anbraten.

Die Aubergine kochen und mit dem Löffel ausschaben. Die Schalotte und die Oliven sehr fein hacken, die Kräuter waschen und sehr klein hacken. Das Auberginenfleisch mit der Zwiebel, den Oliven, dem Öl und den Gewürzen vermischen und pürieren. Die Puffer in der Mitte des Tellers anrichten, zwei Esslöffel Auberginen-Kaviar auf ein Salatblatt daneben legen und mit den halbierten Cocktailtomaten verzieren. Als essbare Dekoration eignen sich auch sehr gut 1–2 Zucchiniblüten.

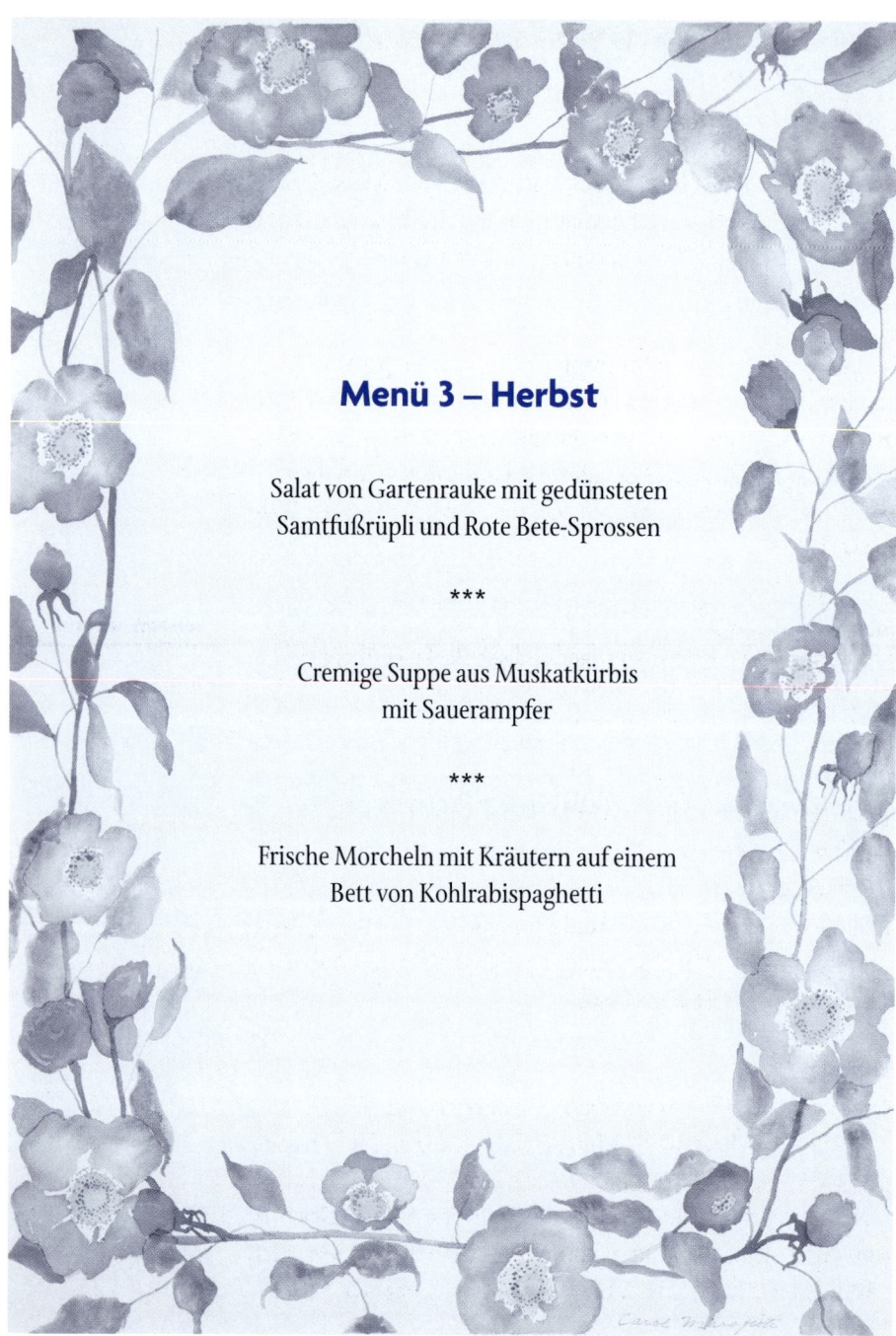

Menü 3 – Herbst

Salat von Gartenrauke mit gedünsteten
Samtfußrüpli und Rote Bete-Sprossen

***

Cremige Suppe aus Muskatkürbis
mit Sauerampfer

***

Frische Morcheln mit Kräutern auf einem
Bett von Kohlrabispaghetti

Salat von Gartenrauke mit gedünsteten Samtfußrüpli und Rote Bete-Sprossen

Zubereitungszeit: 40 Minuten

Zutaten für zwei Personen:

200 g Gartenrauke (Rucola), 150 g Samtfußrüpli (wahlweise Pfifferlinge), 1 Schalotte, einige Blätter Glattpetersilie, 2–3 Esslöffel Rote-Bete- Sprossen, 2 Esslöffel Sonnenblumenöl, Zutaten für Dressing 1.

Zubereitung:

Die Gartenrauke waschen und abtropfen lassen, die Samtfußrüpli mit einem Tuch abtupfen, evtl. etwas klein schneiden, die Schalotte schälen und klein schneiden, die Glattpetersilie waschen und klein schneiden. Die Samtfußrüpli und die Schalotte in dem Sonnenblumenöl andünsten. Dressing 1 zubereiten, alle Zutaten mischen und die Pilze darüber verteilen.

Wissenswertes

Samtfußrüpli
Samtfußrüpli ist ein kleiner würziger und sehr leckerer Zuchtpilz aus Italien, den es nur im Frühjahr bei uns gibt.

Cremige Suppe aus Muskatkürbis mit Sauerampfer

Zubereitungszeit: 35 Minuten

Zutaten für zwei Personen:

$\frac{1}{2}$ mittelgroßer Muskatkürbis, 3 Süßkartoffeln, 1 Schalotte, $\frac{1}{2}$ Bund Sauerampfer, $\frac{1}{2}$ Liter Gemüsebrühe, weißer Pfeffer, Muskat, Kurkuma, Bibernell, 2 Esslöffel Kürbisöl.

Zubereitung:

Den Muskatkürbis halbieren und das Fleisch herauslösen. Die Süßkartoffeln waschen, schälen und in kleine Würfel schneiden. Die Schalotte schälen, klein schneiden und mit den Kürbisfleisch und den Süßkartoffeln im Kürbisöl kurz andünsten. Die Gemüsebrühe und die Gewürze dazugeben und etwa 20 Minuten garen. Den Sauerampfer waschen, klein schneiden und kurz vor Ende der Garzeit zur Suppe geben.

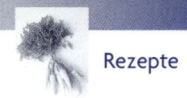

Frische Morcheln mit Kräutern auf einem Bett von Kohlrabispaghetti

Zubereitungszeit: 60 Minuten
Zutaten für zwei Personen:
1 roter, 1 weißer Kohlrabi, 1 Lauchzwiebel, 150 g frische Morcheln,
1 Bund gemischte Kräuter (Kerbel, Bibernell, Petersilie), 3 Esslöffel
Distelöl, $\frac{1}{8}$ Liter Gemüsebrühe, weißer Pfeffer, Kräutersalz.

Zubereitung:

Kohlrabi waschen und schälen und mit einer Gemüsespaghettimaschine zu langen Spaghetti drehen. Die Morcheln mit einem Tuch abtupfen und in kleine Streifen schneiden. Die Lauchzwiebel waschen,
in kleine Würfel schneiden und zusammen mit den Morcheln in etwas Distelöl andünsten. Die Kräuter waschen, sehr fein hacken und
zu der Mischung geben.

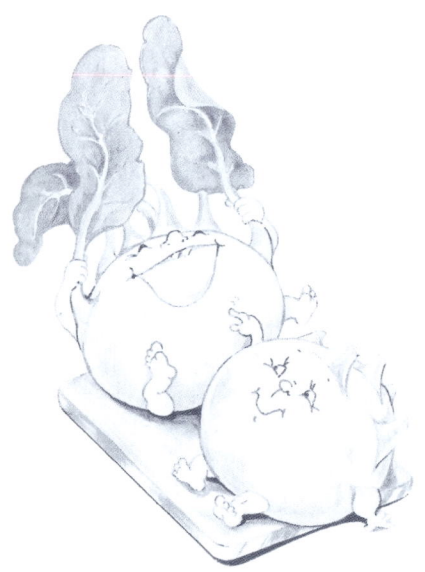

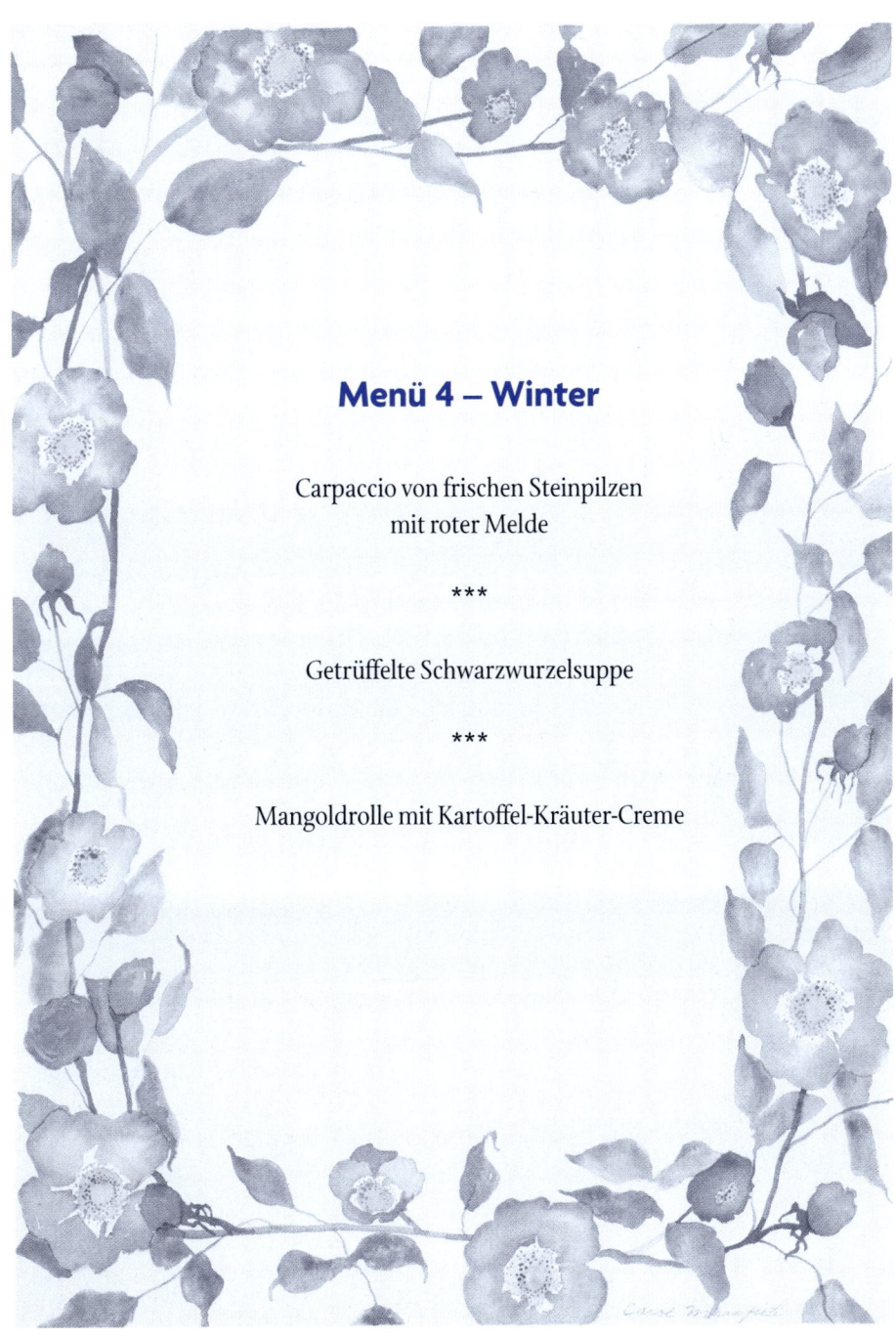

Menü 4 – Winter

Carpaccio von frischen Steinpilzen
mit roter Melde

***

Getrüffelte Schwarzwurzelsuppe

***

Mangoldrolle mit Kartoffel-Kräuter-Creme

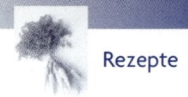

Carpaccio von frischen Steinpilzen mit roter Melde

Zubereitungszeit: 15 Minuten

Zutaten für zwei Personen:

3 schöne Steinpilzstücke, 2 Esslöffel rote Melde (auch Rote Bete-Sprossen eignen sich gut dazu), Zutaten für eine kleine Menge (2 Esslöffel) Kohlrabidressing (Nr. 3).

Zubereitung:

Die Steinpilzstücke mit einem Tuch vorsichtig abtupfen, mit einem Trüffelhobel in sehr dünne Scheiben hobeln und dekorativ auf zwei großen flachen Tellern anrichten. Das Kohlrabidressing zubereiten und mit einem Löffel tropfenweise über das Carpaccio verteilen. Die rote Melde locker darüber streuen.

Getrüffelte Schwarzwurzelsuppe

Zubereitungszeit: 45 Minuten

Zutaten für zwei Personen:

500 g Schwarzwurzeln, 2 Frühlingszwiebeln, $\frac{1}{2}$ Liter Gemüsebrühe, 2 Esslöffel Sonnenblumenöl, weißer Pfeffer, Kurkuma, Kerbel, etwas Muskat, 2–3 Tropfen Trüffelöl, evtl. einige hauchdünne Blättchen (1–2 g) Albatrüffel.

Zubereitung:

Die Schwarzwurzeln schälen und waschen. Am besten führen Sie diese Arbeit mit Handschuhen durch, da Sie sonst Ihr Menü nur mit sehr verschmutzten Händen genießen können.

Die Frühlingszwiebeln schälen, klein schneiden und im Sonnenblumenöl kurz andünsten. Die Schwarzwurzeln in kleine Stücke schneiden, mit der Gemüsebrühe dazugeben und 20–25 Minuten garen. Wenn die Schwarzwurzeln „al dente" sind, werden sie mit dem Zauberstab püriert. Die Gewürze dazu geben und mit dem Trüffelöl abschmecken.

Mangoldrolle mit Kartoffel-Kräutercreme

Zubereitungszeit: 45 Minuten
Zutaten für zwei Personen:
2 kleine Mangoldblätter, 4 große Pellkartoffeln, $\frac{1}{2}$ Bund gemischte Kräuter, $\frac{1}{2}$ Tasse Gemüsebrühe, etwas Muskat, weißer Pfeffer, Kerbel.

Zubereitung:

Die Mangoldblätter waschen und in Kräutersalzwasser „al dente" garen. Die Kräuter waschen und sehr fein hacken. Die Kartoffeln schälen, zerstampfen und mit den Kräutern und Gewürzen und der Gemüsebrühe zu einer festen Creme verrühren. Je nach Größe der Mangoldblätter 2–3 Esslöffel Kartoffel-Kräutercreme auf ein Mangoldblatt geben und das Blatt darum rollen. Falls die Rolle nicht hält, kann sie mit einem Zahnstocher festgehalten werden.

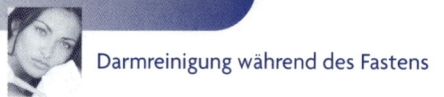

Darmreinigung während des Fastens

Darmreinigung während des Fastens – ist das nötig?

„Wenn ich faste, wird der Körper schon genügend entlastet, da muss ich doch den Darm nicht zusätzlich reinigen!" – „Ich habe jeden Tag Stuhlgang, meine Verdauung ist hervorragend, das genügt doch sicher!" Solche und ähnliche Argumente höre ich immer von den Teilnehmern meiner Fastenwoche. Leider machen sich viele Menschen ein völlig falsches Bild von dem Zustand ihrer Verdauungsorgane. Die Tatsache, dass jemand täglich Stuhlgang hat, heißt noch lange nicht, dass der Darm dabei optimal entleert worden ist. Die meisten Därme sind zu träge und entleeren sich nur teilweise, so dass Reste im Darm verbleiben, die im Laufe der Zeit zu Ablagerungen und Verklebungen führen. Durch Fasten alleine lösen sich diese Ablagerungen nicht. Deshalb macht es Sinn, den Darm zu reinigen.

Während der Fastenwoche steht der Stoffwechsel nicht still. Es ist vielmehr so, dass der Stoffwechsel durch Fasten meist enorm angeregt wird. Auch eine Heilkostkur wie das Basenfasten regt den Stoffwechsel an. Jede Ernährungsumstellung, die eine Entlastung für den Körper darstellt, regt ihn an, „Liegengebliebenes" im Bindegewebe aufzuarbeiten. Das „Liegengebliebene" sind dabei die Übermengen tierisches Eiweiß und sonstige „Zuviels", die sich bei „normaler" Kost im Laufe der Zeit ansammeln. Aber auch andere Ablagerungen wie Umweltgifte und Giftstoffe von Viren und Bakterien gehören dazu. Es bietet sich folglich an, unseren Stoffwechsel bei seinem Versuch, sich der Belastungsstoffe zu entledigen, behilflich zu sein. Was wäre da besser, als den Darm zu reinigen durch eine Spülung mit Wasser, wie wir es auch mit der Haut machen, um sie von Schmutz und Talg – übrigens auch ein Stoffwechselprodukt – zu befreien. Dazu kommt noch, dass heutzutage kaum ein Darm mehr über seine ganze Länge – immerhin sprechen wir von 6–7 Metern – gleich gut arbeitet. Therapeuten, die Darmmassagen durchführen, wissen, dass der Dickdarm Reflexzonen aufweist, die den Fußreflexzonen ähnlich sind. Jeder Abschnitt des Dickdarmes entspricht so einer bestimmten Körperregion bzw. einem Organ. Hat jemand beispielsweise Asthma, so wird bei der Darmmassage die Dickdarmregion im Querdarm, die gleichzeitig Reflexzone für die Bronchien ist, schmerzhaft reagieren. Wird diese Massage während einer Darmspülung durchgeführt, so führt die Massage der Reflexzone meist auch zu einer spontanen Darmentleerung. Gesundheitsprobleme führen also zu einer Stuhlzurückhaltung an der jeweiligen Reflexzone. Wer fasten möchte und irgend ein chronisches oder akutes Leiden hat – sei es Verstopfung, Migräne, Heuschnupfen oder was auch immer – tut gut daran, den Darm während des Fastens regelmäßig zu reinigen. Ich sage bewusst reinigen und nicht entleeren. Diese Begriffe stellen keineswegs dasselbe dar. Mit einer Darmentleerung ist meist nur die Enddarmentleerung gemeint, wie sie etwa mit einem Klistier oder mit einem Abführzäpfchen gemacht werden kann. Eine Darmreinigung dagegen ist die vollständige Entleerung und Ausspülung des gesamten Dickdarmes.

Über das „Glaubern"

Die wohl bekannteste Art und Weise, während einer Fastenkur den Darm zu entleeren, ist das „Glaubern". Glaubersalz ist chemisch gesehen Natriumsulfat (Natrium sulfuricum), genannt nach Johann Rudolf Glauber (1604–1670), der es zuerst aus Kochsalz und Schwefelsäure herstellte. Für viele Menschen ist es einfach nur ein scheußlich schmeckendes, weißes Salz mit meist durchschlagender Wirkung. Viele Menschen schwören auf Glaubersalz als Abführmittel. Generell ist nichts dagegen einzuwenden, wenn Sie Ihren Darm unbedingt mit Glaubersalz reinigen wollen – Sie sollten dabei aber einige „Spielregeln" beachten.

Anwendung

40 g Glaubersalz in $\frac{1}{2}$ Liter Wasser auflösen, etwas Zitronensaft dazu geben und langsam trinken. Trinken sie danach reichlich Wasser oder Kräutertee, um den Salzgeschmack zu vermindern. Innerhalb der folgenden 1–3 Stunden sollte eine gründliche Darmentleerung folgen. Ist dies nicht der Fall, dann können Sie den Vorgang am folgenden Tag wiederholen, oder Sie machen einen Einlauf.

Es reicht keinesfalls, nur einmal Glaubersalz zu nehmen. Der Darm sollte während einer Fastenkur, auch während des Basenfastens, alle zwei bis drei Tage gereinigt werden, um eine optimale Entlastung des Stoffwechsels zu erreichen.

Wissenswertes

Glaubersalz
Glaubersalz reizt die Darmschleimhäute und sollte von Menschen mit empfindlichem Darm nicht genommen werden.

Die Gray-Kur und andere Kräuterkuren

Die Gray-Kur

Die Gray-Kur, von Robert Gray vor einigen Jahren in den USA entwickelt, ist eine mehrstufige Darmsanierungskur. Robert Gray ging davon aus, dass die meisten unserer heutigen Nahrungsmittel sehr schleimbildend wirken, er nannte solche Nahrungsmittel Mukoidbildner (lat. Mucos – der Schleim). Dabei sieht er die Schleimbildung vor allem in den tierischen Nahrungsmitteln, also Fleisch, Wurst, Käse und andere Milchprodukte. Mit dieser Ansicht ist er in bester Gesellschaft, denn auch Prof. Ehret spricht in seinem Buch „Die schleimfreie Kost" schon von der Verschleimung durch übermäßigen Genuss tierischer Produkte und die daraus resultierenden Krankheiten. Robert Gray vertritt die Ansicht, dass der Darm durch diese Schleimbildner übermäßig belastet wird, und entwickelte seine Darmreinigungskur aus Kräutern, die in der Lage sind, Schleim abbauend zu wirken. Er nannte diese Heilpflanzen mukoaktive Heilpflanzen. Seine Kur besteht aus 3 Bausteinen:

- den Reinigungstabletten aus verschiedenen Kräutern wie Irisches Moos, Rosmarin und Spitzwegerich,

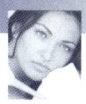

- dem Massebildner aus Kräutern wie Flohsamen und Zwiebel,
- einer täglichen 5-minütigen Bürstenmassage.

Dazu kommt die Einnahme einer speziellen Laktobazillennahrung, die ebenfalls Zwiebel, aber auch Spirulina und Löwenzahn enthält. Das Prinzip der Kur ist, durch eine geeignete Zusammenstellung von Heilpflanzen und anderen Heilsubstanzen die Entgiftung des gesamten Organismuns über den Darm anzuregen. Dies geschieht durch Stoffe, die in der Lage sind, Gifte zu binden, wie Bentonit und andere Heilerden dies tun, und Pflanzen, die entschleimend wirken. Andere Pflanzen wirken als Massebildner, um die Peristaltik (die Muskelbewegung) des Darmes anzuregen. Wieder andere Pflanzenbestandteile wirken entgiftend auf Leber und Nieren. Die zusätzliche Gabe von Laktobazillennahrung soll die Aktivität der so genannten darmfreundlichen Bakterien, den Laktobazillen, anregen und damit das Darmmilieu verbessern.

Die Kräuterkur „Europa"

Der hohe Gehalt an Zwiebeln bei der originalen Gray-Kur ist für einige Menschen unangenehm und oft sogar unverträglich. Ich kenne aber auch viele Menschen, die auf diese Kur schwören. Ich persönlich bin, was die Herkunft von Kräutern für solche Reinigungskuren angeht, immer sehr kritisch. Das mag an meiner langjährigen Apothekenerfahrung liegen. Ich weiß, dass alle Produkte, deren Herkunft nicht ausdrücklich als biologisch oder biologisch-dynamisch angegeben ist, aus konventionellem Anbau stammen und somit pestizidverseucht, bestrahlt oder sonst behandelt sind. Staatliche Kontrollen, mit denen Herstellerfirmen oft prahlen (besonders wenn es sich um amerikanische Kontrollen handelt), sind kein Hinweis auf einen ungiftigen Anbau! Als ein guter Freund und Kollege vor einigen Jahren begann, die Gray-Kur in Deutschland bekannt zu machen, bat ich ihn, die genaue Herkunft dieser Kräuter zu hinterfragen. Es stellte sich heraus, dass einige davon tatsächlich bestrahlt und begast werden. Er machte sich daraufhin auf die Suche nach Kräutern aus kontrolliert biologischem Anbau, Wildsammlungen, und entwickelte die Kräuterkur „Europa" – sozusagen eine Europa-Gray-Kur. Er reduzierte den Zwiebelgehalt und ist mit den Ergebnissen sehr zufrieden. Wer eine solche Kur machen möchte, muss sich im Klaren darüber sein, dass er über einen Zeitraum von mehreren Wochen eine Menge Kräutermischungen einnimmt, die nicht unbedingt dazu geeignet sind, die Geschmacksnerven zu verwöhnen. Ansonsten ist dies eine wirksame Kurmethode.

Das Clean-Me-Out-Programm

Der amerikanische Arzt Richard Anderson hat dieses Darmreinigungsprogramm zusammen mit dem indianischen Medizinmann „Weiße Medizin-Krähe" aus Kräutern, die sie in der nordamerikanischen Bergwelt gefunden haben, zusammengestellt. Auch das Clean-Me-Out-Programm ist eine Darmreinigungskur, die auf den gleichen Prinzipien basiert wie die Gray-Kur und die Europa-Kräuterkur. Auch hier gibt es eine Kräutermischung, „Chomper" genannt, die lösende und entschleimende Wirkung hat. Eine weitere Kräuterkombination, „Herbal Nutrition", enthält Vitamine, Mineralien, Spurenelemente, Enzyme und Aminosäuren. Eine dritte Komponente ist ein Shake aus Flohsamenpulver und Lava-Heilerde – beide binden Darmablagerungen und fördern somit das Herauslösen von Giftstoffen aus dem Darm. Über die Herkunft dieser Kräuter und Heilerden bezüglich der Reinheit und Qualität habe ich bislang keine näheren Informationen. Ich höre immer wieder von erstaunlichen Reinigungserlebnissen, vor allem, wenn man parallel dazu fastet. Es gibt natürlich auch andere Darmreinigungskuren mit Kräutern, und es werden immer wieder neue auf den Markt kommen. Ich habe mich hier auf die wichtigsten beschränkt. Ich persönlich würde keine Kur durchführen, die über mehrere Wochen die Einnahme einer Menge von Kräutern erfordert, deren Herkunft ich nicht kenne. Das muss natürlich jeder für sich selbst entscheiden.

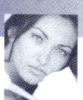

Einläufe – und was Sie dabei beachten sollten

Eine weitere Möglichkeit, den Darm zu reinigen, sind Einläufe (Klistiere) mit warmem Wasser. Diese Methode, den Darm zu reinigen, ist so alt wie die Medizin selbst, denn es war Imhotep, der erste Arzt, den die Weltgeschichte kennt, der in Ägypten bereits Einläufe im Zusammenhang mit Fastenkuren verordnete. Die Geschichte der Einläufe ist somit die Geschichte des Fastens. Schon immer wussten die Menschen, dass es der Gesundheit und der geistigen Klarheit dienlich ist, von Zeit zu Zeit zu fasten und sich den Darm reinigen zu lassen. Ob Imhotep, Hippokrates oder der große Naturheilarzt Paracelsus – Einläufe waren stets fester Bestandteil ihrer Therapien. Und das nicht ohne Grund. Man wusste, dass eine Reinigung die Grundlage jeder erfolgreichen Behandlung ist. Die Einläufe wurden teilweise mit Wasser, mit Kaffeesatz, mit Gerstenschleim, Eselsmilch und vielen anderen Substanzen durchgeführt. In Rankkürbissen, Kuhhörnern, aber auch mit Blasrohren wurden Einläufe verabreicht. Heute macht man Einläufe mit Irrigatoren, das sind runde Plastikbehälter, die meist 2 Liter Flüssigkeit aufnehmen können. Es gibt auch faltbare Reiseirrigatoren, die sich auf Reisen sehr nützlich erweisen, um bei einer Lebensmittelvergiftung den Darm zu entlasten. Ich habe immer einen dabei, falls ein Familienmitglied sich bei ungewohnter Kost im Ausland den Magen verdirbt. Neben Irrigatoren gibt es auch Klistiere, Klistierspritzen und Einmalklistiere (Klysmen) auf Arzneimittelbasis. Diese sind zur Darmreinigung nicht geeignet, da mit den wenigen Milliliter Flüssigkeit lediglich ein Entleerungsreiz auf den Enddarm ausgeübt und damit keine Durchspülung des gesamten Dickdarmes erreicht wird. Um den Darm wirklich zu reinigen, ist es nötig, den gesamten Dickdarm zu spülen. Dies ist bei sachgemäßer Durchführung eines Einlaufs möglich.

Was ist beim Einlauf zu beachten?

Füllen Sie den Irrigator mit 2 Liter Wasser, das eine Temperatur von 36–37 °C haben sollte. Legen Sie sich in Ihrem Badezimmer auf die linke Seite auf den Boden. Als Unterlage nehmen Sie ein Handtuch. Fetten Sie das Einführrohr mit etwas Vaseline oder einer anderen unparfümierten Fettcreme ein, führen Sie das Einführrohr etwa 5 Zentimeter in den After ein und öffnen Sie den Zulaufhahn des Irrigators. Das Wasser läuft nun langsam in den Enddarm und von dort aus weiter in den gesamten Dickdarm. Wenn Sie noch nie Einläufe gemacht haben, kann es sein, dass Sie nur wenig Wasser (ca. 50–60 ml) einlaufen lassen können. Der Darm reagiert beim ersten Mal manchmal etwas verkrampft. Wenn Sie das Gefühl haben, dass der Druck zu stark wird und Sie das Wasser nicht mehr halten können, ist es besser, diesem Druck nachzugeben und auf die Toilette zu gehen. Sobald eine erste Entleerung des Darmes stattgefunden hat, können Sie mit einer weiteren Füllung des Darmes mit Wasser beginnen. Manchmal sind zwei, drei oder mehr Füllungen nötig, bis der Darm gut entleert ist. Die ideale Füllmenge für einen Einlauf beträgt 1 Liter! Eine gute Unterstützung ist die Darmmassage. Sie können diese selbst ausführen, indem Sie vom rechten Unterbauch ausgehend in leichten, streichenden Bewegungen nach oben, auf die linke Seite hinüber und dann nach unten bis zum Enddarm massieren. Wenn Sie Yoga praktizieren, können Sie, sobald eine genügende Menge Wasser im Darm ist, die Yogaübung „die Kerze" machen und die Stellung einige Minuten beibehalten. Durch diese Übung gelangt das Wasser in die oberen Dickdarmabschnitte und verstärkt somit den Durchspülungsprozess.

Die Colon-Hydro-Therapie als moderne und gründliche Reinigungsmethode

Colon-Hydro-Therapie, die Spülung des Dickdarmes mit Wasser, ist eine moderne Form der apparativen Einlauftherapie (Irrigation). Die heute gebräuchlichen Apparate zur Durchführung der Colon-Hydro-Therapie sind seit Mitte der 80er Jahre auf dem deutschen Markt und erfüllen alle Anforderungen an Hygiene und Komfort der Behandlung. Viele Menschen kennen diese Therapieform erst seit der Einführung der modernen Colon-Hydro-Therapie-Geräte und halten es für eine „neue Modeerscheinung" aus den USA. Tatsache ist aber, dass die ersten, einfachen Geräte, die sog. „Enterocleaner" und „subaquale Darmbäder", in Wien und später in Deutschland gebaut wurden. Sie wurden auch in die USA verkauft, dort weiterentwickelt und in den 80er Jahren wieder nach Deutschland reimportiert. Bis in die 50er

Jahre erlebten diese subaqualen Darmbäder einen enormen Auf-
schwung in Deutschland und wurden in allen Kurkliniken und an fast
allen deutschen Universitäten durchgeführt. Die umständliche Hand-
habung der alten Geräte drängte diese Therapieform in den Hintergrund. Unsere heutigen modernen Geräte rechtfertigen die Renais-
sance, die diese Therapie seit Jahren erfährt. Bei dieser Art der
Darmspülungstherapie wird über einen Zeitraum von etwa 40 Minuten mit einer größeren Menge Wasser von konstanter Temperatur der
gesamte Dickdarm gespült. Der Patient liegt dabei in Rückenlage be-
quem auf einer Liege. Das Einführrohr und der Zu- und Ablauf-
schlauch sind aus Plastik und als Einmalbesteck steril abgepackt. Die
Behandlungstemperatur wird auf 36–37 °C eingestellt und während
der Behandlung ständig überwacht. Dies entspricht der Temperatur,
die unser Dickdarm im gesunden Zustand hat. Ist ein Darm sehr träge
in seinen Reaktionen, kann der Therapeut die Temperatur für kurze
Zeit erniedrigen, um einen „Kneipp-Effekt" zu erzielen. Für einen solchen Effekt genügt es, die Behandlungstemperatur um 2–5 °C zu erniedrigen. Ein erfahrener Therapeut wird dies im Einzelfall wohldo-
siert einsetzen. Der Behandlungsdruck ist individuell einstellbar, je
nach Empfindlichkeit des Patienten.

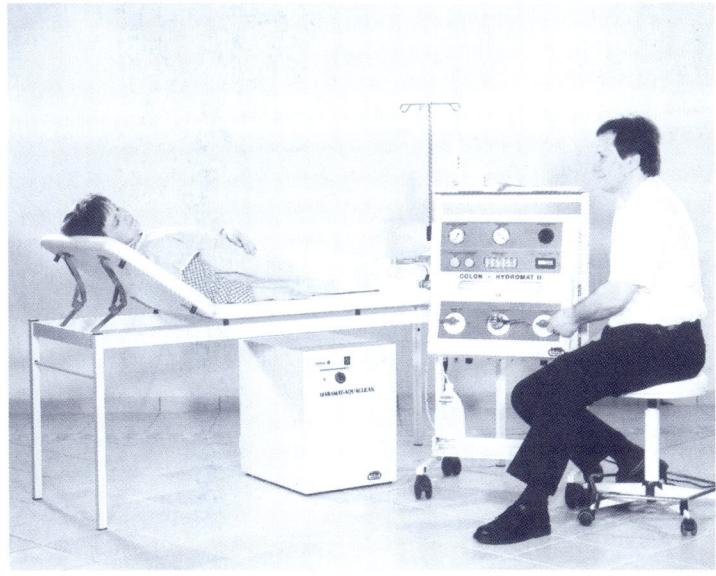

*Darmreinigung mit einem
modernen Colon-Hydro-Gerät*

Der Therapeut ist während der gesamten Sitzung anwesend und führt die Behandlung durch, die mehrere Füllphasen, eine oder mehrere Darmmassagephasen und mehrere Leerungsphasen beinhaltet. Der Patient muss eigentlich „nur" loslassen. „Nur" – jeder Mensch, der diese Therapie schon einmal hat durchführen lassen, weiß, wovon ich schreibe. Damit unterscheidet sich diese Therapie ganz gravierend von der Einlauftherapie mittels Irrigator. Macht man einen Einlauf mit einem Irrigator, wird man, sobald durch die Wassermenge ein Füllungsdruck entsteht, dem Druck auf der Toilette nachgeben, was eher ein Pressen als ein Loslassen ist. Bei der Colon-Hydro-Therapie kommt es auf das sanfte Loslassen an. Ein erfahrender Therapeut unterstützt den Patienten dabei gezielt durch eine Nacken- oder Bauchmassage, durch Atemtherapie oder durch ein therapeutisches Gespräch. Ja – Sie haben richtig gelesen! Ein Gespräch kann sehr lösend wirken und hat oft bessere Effekte als manche Massage. Ich habe das oft erlebt und bin immer wieder erstaunt über die Stuhlmengen, die abgehen, nachdem der Patient sich etwas von der Seele gesprochen oder geweint hat. Schlacken können tief sitzen, und manchmal habe ich das Gefühl, viele Menschen haben seelische Schlacken in ihrem Darm.

Wissenswertes

Die effektivste Methode
Die Colon-Hydro-Therapie ist sicher die effektivste Methode, den Dickdarm von körperlichen und seelischen Schlacken zu reinigen. Es wird dabei eine vollständige Entleerung des Dickdarmes erreicht, wie es durch keine andere Methode möglich ist.

Wir führen diese Therapie seit Jahren mit großem Erfolg in unserer Praxis durch und haben oft erstaunliche Heilerfolge erzielt. Als effektive Reinigungstherapie stellt sie die Grundlage vieler ganzheitlicher Therapiekonzepte dar. Wenn der Darm als wichtigstes Ausscheidungsorgan gesäubert ist, können Therapien und Medikamente besser wirken. Wenn der Darm gereinigt ist, können wir die neu aufgenommene Nahrung besser verdauen und besser verwerten.

Begleitend zum Basenfasten empfehle ich meinen Kursteilnehmern, 3–4 Sitzungen à 40 Minuten durchführen zu lassen. Wer allerdings eine richtige Grundreinigung des Darmes wünscht, sollte mindestens 6 Spülungen durchführen lassen. Wer Colon-Hydro-Therapie zur Therapie einer chronischen Erkrankung durchführen lassen möchte, benötigt, je nach Schweregrad der Erkrankung, 8–14, manchmal sogar mehr Spülungen. Dies ist von Fall zu Fall verschieden und sollte immer mit dem Therapeuten abgestimmt werden. Für den ersten Reinigungseffekt bei einer Fastenkur sind 3–4 Spülungen in der Regel völlig ausreichend.

Darmreinigung und Darmflora

Viele Menschen scheuen sich davor, den Darm mehr als einmal spülen zu lassen, weil sie befürchten, die Darmbakterien würden dadurch ausgeschwemmt. Leider argumentieren auch viele Ärzte und Heilpraktiker so – und die sollten es eigentlich besser wissen.

Der Darm kann mit der Haut verglichen werden. Auch unsere Haut besitzt eine Mikroflora, die den Säureschutzmantel – mit dem berühmten pH 5,5 – bildet. Ohne diese Mikroflora hätten wir eine sehr eingeschränkte Abwehrfunktion gegen Krankheitserreger. Wir duschen diese Haut täglich, oder fast täglich, wir baden, wir gehen stundenlang in die Sauna und in Dampfbäder, baden im Meer – und dennoch bleibt unsere Hautflora erhalten. Woran liegt das? Wir sind umgeben von Milliarden und Abermilliarden von Keimen. Ständig und überall. Sobald wir Keime irgendwo entfernen, wie es beim Duschen geschieht, rücken neue Keime nach. Wenn die Keimzusammensetzung vor dem Duschen für den Körper optimal war, dann wird sie es auch nach dem Duschen sein. Denn ein gesunder Körper sorgt für die richtige Zusammensetzung des Hautmilieus und genau das Gleiche geschieht im Darm. Auch dort gibt es eine Mikroflora – die Darmflora – die bei einem gesunden Menschen richtig zusammengesetzt ist und einen Großteil der körperlichen Abwehr ausmacht. Darmreinigungen können einer gesunden Darmflora genauso wenig anhaben wie Duschen und Baden unserer Haut. Voraussetzung ist allerdings, dass wir keine aggressiven Reinigungsmittel benutzen. Eine bereits geschädigte Darmflora wird durch Spülungen nicht mehr geschädigt, benötigt allerdings eine medikamentöse Unterstützung und meist auch eine Umstellung der Ernährungsweise.

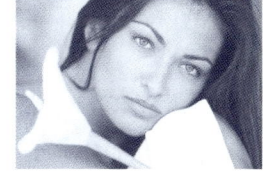

Was sonst noch wichtig ist

Die entsäuernde Wirkung von Wasseranwendungen

Wasseranwendungen aller Art haben eine entsäuernde Wirkung.

Dauerbrausen

Bereits eine Dauerbrause wirkt entsäuernd. Verstärkt wird dieser Effekt, wenn Sie eine Dauerbrause mit Thermalwasser machen. Die meisten Thermalbäder in Deutschland haben leider kein Thermalwasser mehr in ihren Duschanlagen, nur in den Wasserbecken, in denen das Thermalwasser mit reichlich Chlor versetzt ist. Von den Thermalbädern in unserer Gegend ist das Friedrichsbad in Baden-Baden eines der wenigen, das über Thermalbrausen verfügt.

Dauer: 8–15 Minuten. Manche Therapeuten empfehlen sogar 60 Minuten langes Dauerbrausen.

Basenbäder

Die nächste Stufe der Entsäuerung über Wasseranwendungen ist das Basenbad. Dabei wird dem Badewasser eine große Menge – 150 bis 200 g – Basenpulver zugesetzt. Der Effekt dabei ist, Säuren, die im Unterhautgewebe eingelagert sind, auszuschwemmen. Die billigste Methode ist, sich die benötigte Menge Natriumbicarbonat als loses Pulver in der Apotheke zu besorgen. Angenehmer ist es, ein spezielles, frisch duftendes Basenbad fertig zu kaufen. Auch das gibt es in Apotheken. Die Badezeit hängt von der Stabilität Ihres Kreislaufes ab. Je länger Sie in der Wanne bleiben, umso entsäuernder wirkt das Bad. Ideal ist eine Zeit zwischen 30 und 40 Minuten. Menschen, die einen instabilen Kreislauf haben, sollten nicht länger als 20 Minuten im Basenbad bleiben. Nach dem Bad ist die Haut wunderbar weich, und Sie fühlen sich wie neu geboren. Ideal ist es, wenn Sie sich danach 30 Minuten ausruhen. Wenn Sie das Bad abends nehmen, sollten Sie danach gleich schlafen gehen.

Thermalbäder

Über die gesundheitsfördernde Wirkung von Thermalbädern ist viel gesprochen und geschrieben worden. Ein großer Anteil der Wirkung, vor allem in Bezug auf Gelenkerkrankungen, geht auf die entsäuernde Eigenschaft der Thermalanwendungen zurück. Leider ist es so, dass alle öffentlichen Einrichtungen aus hygienischen Gründen stark gechlort sind, was die Wirkung beträchtlich schmälert. Eine Alternative hierzu bieten die alten Kurhotels mit Thermalwasser in den Gästezimmern. Hier können Sie sich morgens oder abends ganz gemütlich Ihr privates Thermalbadewasser einlaufen lassen und sich danach noch zur Erholung einige Minuten ins Bett legen. In Baden-Baden gibt es noch 3 oder 4 solcher Hotels, einige auch zu erschwinglichen Preisen. Dauer eines Thermalbades: je nach Zustand Ihres Kreislaufes 15–30 Minuten.

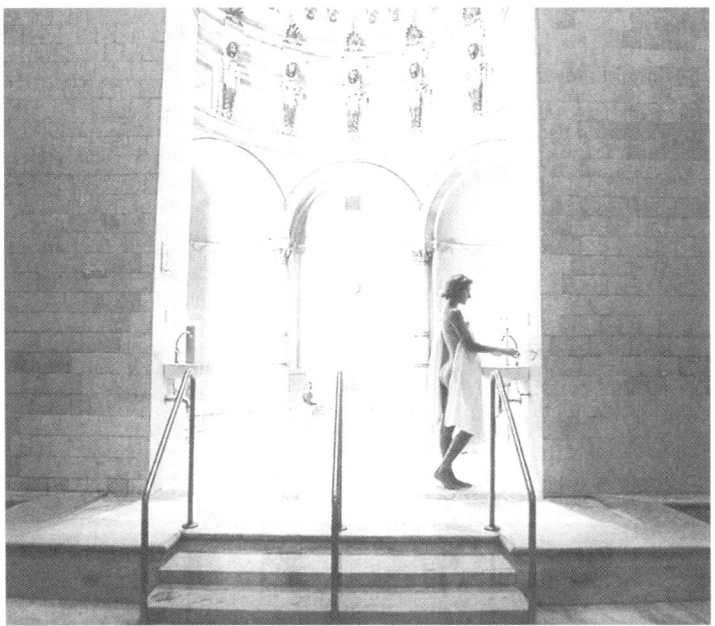

Römisch-Irisches Bad im Friedrichsbad in Baden-Baden

Eine angenehme Variante sind Römisch-Irische Bäder in vielen Kurorten Deutschlands. Es handelt sich dabei um eine Kombination von verschiedenen Thermalbadritualen wie Dampfbad, Sprudelbad und Seifenbürstenmassage.

Sauna

Sauna ist wohl die am meisten verbreitete Wasser- und Wärmeanwendung in unseren Breiten. Die entsäuernde Wirkung wird hier vor allem durch das Schwitzen hervorgerufen. Im Schweiß sind eine Menge Giftstoffe enthalten, die ausgeschieden werden. Der Schweiß eines Menschen, der gesund ist, riecht kaum und übersteigt ein bestimmtes Maß nicht. Wer schon bei der geringsten Bewegung schwitzt, hat ein Problem mit seinen Ausscheidungsorganen. Der Schweiß eines Menschen, der krank ist oder sich sehr schlecht ernährt, kann sehr unangenehm riechen. Während einer Fastenkur sind unsere Körperausdünstungen oft sehr unangenehm, da die Entgiftung durch das Fasten angeregt wird. Der positive Effekt der Sauna ist natürlich nur gegeben, wenn man sich nicht den „urdeutschen" Saunaritualen hingibt, die da wären: hinterher noch ein, zwei Bierchen trinken und einige Zigaretten rauchen. Wann immer ich in der Sauna bin, bin ich umgeben von viel zu dicken Frauen und Männern, die von ihren Alkoholumtrunken schwärmen, die der Sauna folgen. So bitte nicht!

Kneippanwendungen

Kneippanwendungen – darunter verstehen wir die verschiedenen Anwendungen von Wasser, wie sie von dem Pfarrer Sebastian Kneipp (1821–1897) entwickelt wurden. Dazu gehören: Wassertreten, Knie- und Armgüsse, die Anwendung von heißen und kalten Güssen im Wechsel, Abreibungen, Waschungen. Die Lehre Sebastian Kneipps beschränkt sich keineswegs auf die Anwendungen von Wasser, er war ebenso Vertreter einer naturgemäßen Lebensweise.

Hamam

Wenn Sie sich etwas Luxus gönnen wollen, dann besuchen einmal ein Hamam. Das Hamam, ein orientalisches Reinigungsbad, ist mein persönlicher Favorit. Die Baderäume für die ritualisierten Reinigungsprozeduren des Hamam, die aus dem islamischen Kulturbereich stammen, sind geschichtlich betrachtet nach den Vorbildern der römischen Thermalbäder gebaut. Hamam leitet sich vom arabischen

Wort hammam ab und bedeutet sinngemäß „Wärmespender". Im arabischen Raum gibt es überall diese Badeanstalten, in denen man sich trifft, Tee trinkt, plaudert und dabei seine Körperreinigungsrituale vollzieht. So habe ich es im türkischen Bad auf Rhodos erlebt. Ein arabisches Hamam besteht aus mehreren Räumen: einem Vorraum, einem Übergangsraum von 25–30 °C Wärme und einer Luftfeuchtigkeit von 80–90 %, einem Heißluftraum von 30 °C und mehr als 90% Luftfeuchtigkeit und einem Ruheraum. Im Heißluftraum befindet sich in der Mitte ein achteckiger Stein, der sog. Nabelstein, auf dem die Massage von einem Bademeister durchgeführt wird. Nach einer Grundreinigung mit einem Handschuh aus Ziegenleder erfolgt eine 20–30 Minuten lange Massage mit Seifenschaum. Alle Körperteile, auch der Kopf, werden gereinigt und massiert – danach begibt man sich in den Ruheraum. Mittlerweile gibt es in Deutschland an vielen Orten ein Hamam, der meist nur aus einem Heißluftraum besteht und deutlich europäischer und teurer ist als die Originale. Dennoch ist es eine herrliche, umfassende und entsäuernde Reinigungsprozedur, die Sie den Alltag schnell vergessen lässt.

Rasul

Auch dies ist eine orientalische Badezeremonie, allerdings auf der Basis von Tonerdeanwendungen. Hier muss man die Massage leider selbst ausführen. Der Badende erhält 4 Schälchen mit Tonerde von verschiedener Körnigkeit, die er auf Gesicht, Arme, Beine, Rücken und Bauch einmassiert. Der Effekt ist der eines Peelings. Zu zweit oder zu viert sitzt man in einem wunderschön gestalteten Dampfraum und lässt die Tonerden etwa 20 Minuten einwirken. Nachdem die Tonerden abgewaschen sind, fühlt sich die Haut samtweich an.

Bewegung: Von Yoga bis Sport

Wellness und Fitness sind groß geschrieben, und Fitnesscenter schießen wie Pilze aus dem Boden. Stahlharter, flacher Bauch, knackiger Po, Muskeln und Solariumsbräune sind angesagt. Um das zu erreichen, wird mehrmals wöchentlich trainiert, gejoggt und es werden fleißig Eiweißdrinks getrunken, um die Muskeln besser aufzubauen. Aber ist das gesund? Wir sind uns alle darüber einig, dass Bewegung gesund ist. Aber, um mit Paracelsus zu sprechen: dosis facit venenum (Die Menge macht das Gift). Also: Sport ist gesund, aber bitte in Maßen. Bewegung wirkt entsäuernd, wenn aus der Bewegung kein Leistungssport wird. Durch Leistungssport wird im Körper zu viel Milchsäure gebildet, die den Organismus säuert.

Aber wie viel Sport ist gesund? Die offiziellen Empfehlungen lauten derzeit: eine leichte bis mittlere körperliche Belastung an 4–5 Tagen pro Woche auszuüben. Damit sind Sportarten wie Laufen, Walken, Schwimmen, Rad fahren und vergleichbare gemeint. Und natürlich: ein Leben lang – nicht nur während einer Fastenwoche!

Wissenswertes

Wie viel Sport ist gesund?
Leichte bis mittlere körperliche Belastung für 45–60 Minuten pro Tag an 4–5 Tagen pro Woche.

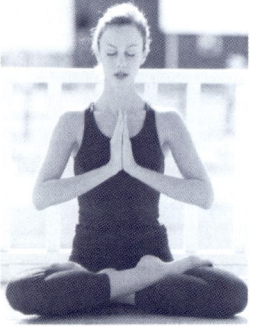

Welche Sportart Sie wählen, ist Ihren persönlichen Vorlieben überlassen. Wichtig ist, dass Sie sich regelmäßig bewegen. Aber warum nenne ich hier auch Yoga? Das ist doch keine Sportart? Richtig, aber es ist eine supergute Methode zur Entsäuerung, und deshalb erwähne ich sie hier. Wenn wir unser tägliches Yogaprogramm gut abstimmen, erreichen wir damit über die Dehnübungen alle Körperteile und besänftigen durch die Übungen gleichzeitig unseren Geist. Dies gilt in besonderem Maße für Meditation, was nun wirklich keine Sportart ist. Die Meditation ist sicher die optimalste Art, den Geist zur Ruhe zu bringen.

Jede Tätigkeit, die den Geist zur Ruhe bringen kann, führt automatisch zur Entsäuerung. Wer ein Instrument spielt und sich hin und wieder zurückzieht, um sich ganz einem Musikstück hinzugeben, erzielt damit einen ähnlichen Effekt wie beim Meditieren. Dies gilt natürlich nicht, wenn Sie gerade ein neues Stück üben oder für einen Auftritt üben – das erzeugt Stress, und Stress erzeugt Säuren im Körper. Musik, vor allem klassische Musik, entsäuert, wenn sie mit Genuss gehört oder gespielt wird. Die beruhigende Wirkung vieler Mozartstücke auf den Magen-Darm-Trakt sind hinreichend erforscht worden.

Entsäuern heißt entrümpeln – auch auf dem Schreibtisch und im Gefühlsleben

Wenn Yoga und Meditation, ja sogar Musik entsäuernd wirken können, dann muss eine Übersäuerung auch im seelischen Bereich stattfinden. So ist es auch. Und es ist einfach nachvollziehbar, warum es so ist. Wenn wir in Stress geraten, produziert unser Körper andere Stoffe (beispielsweise Adrenalin), als er in Entspannungsphasen produziert. Es entstehen folglich unterschiedliche Stoffwechselprodukte, die unterschiedlich reagieren. Im Stresszustand werden offensichtlich Stoffe produziert, die sauer reagieren. Dr. Hans-Heinrich Reckeweg, der Begründer der antihomotoxischen Medizin, beschreibt dies in seinem Werk: „Homotoxikologie – Ganzheitsschau einer Synthese der Medizin" wie folgt: Es gibt viele Substanzen in der Nahrung (beispielsweise in Schweinefleisch) und in der Umwelt, die den Stoffwechsel des Menschen durch ihre Giftwirkung blockieren und zu chronischen Krankheiten führen. Er nannte diese Stoffe Homotoxine. Sein Therapiekonzept besteht darin, dem Organismus zu helfen, diese Gifte durch geeignete Methoden wieder los zu werden. Die Antihomotoxische Medizin, eine moderne Form der Homöopathie, kombiniert mit Eigenblut, geht auf dieses Behandlungskonzept ein. Reckeweg stellte aber auch Fasten und Umstellung der Ernährungs- und Lebensweise ins Zentrum einer erfolgreichen Therapie. Dabei sprach er auch von so genannten „Psychotoxinen", die durch psychische Affekte, wie etwa durch einen Schock, ausgelöst werden können, und ging davon aus, dass in der Tränenflüssigkeit solche Psychotoxine enthalten sind. Durch Weinen können diese Psychotoxine ausgeschwemmt werden. Der gestresste Mensch nimmt sie in Form von Spannungen wahr – er fühlt sich unter Druck, er fühlt sich überlastet. All dies sind Zeichen von Übersäuerung – körperlich und seelisch. Und kennen wir nicht alle den befreienden Effekt von Weinen, Lachen, klärenden Gesprächen und körperlichen Aktivitäten, um „Dampf" abzulassen? Weinen und Lachen lösen Spannungen und wirken entsäuernd.

Es ist mehr als altmodisch zu denken, Weinen wäre ein Zeichen von Schwäche, und ein starker Mensch dürfe nicht weinen. Es ist viel-

INFO

Jede Krankheit ist der Versuch des Körpers, sich von Schadstoffen zu befreien.

mehr so, dass Weinen ein natürlicher Regulationsvorgang zur Gesunderhaltung des Menschen ist, genauso wie das Lachen. Dies dürfte auch das Geheimnis des Erfolges der „Lachtherapien" sein. Ich nenne das: Entrümpeln im Gefühlsleben. Und wo Weinen, Lachen und/oder ein klärendes Gespräch nicht hilft, da ist es angebracht, sich eine therapeutische Unterstützung zu holen. Aber es gibt noch andere Bereiche, in denen manchmal eine Entrümpelung nötig ist. Ich meine damit Ihre Wohnung!

Nicht nur in unserem Körper lagern wir unnötigen Ballast und Säuren ab, auch in unseren Wohnungen, Kellern, Speichern und Garagen lagert so manches, was uns mehr belastet als es uns nützt. Wir behalten oft Dinge, von denen wir glauben, dass wir sie eines Tages wieder brauchen könnten und „müllen" uns damit zu. Diese Dinge liegen oft jahrzehntelang in einer Ecke und stauben ein, und wenn wir sie dann wirklich brauchen könnten, finden wir sie nicht mehr oder sie sind längst nicht mehr brauchbar – schlimmstenfalls haben wir sogar vergessen, dass wir sie irgendwo haben. Beim nächsten Umzug tauchen sie dann auf, und spätestens dort belasten sie unseren Rücken, weil wir viel mehr tragen müssen, als wir tatsächlich im Alltag benötigen.

Ich habe eine gute Freundin, die vor Jahren zu mir den Satz sagte: „Wie zahlreich sind doch die Dinge, derer ich nicht bedarf." Dieser Satz gefällt mir bis heute außerordentlich gut. Ich bin immer wieder erstaunt, wie schlecht Menschen Dinge loslassen können, die sie eigentlich nicht brauchen: Bücher, die sie vor 30 Jahren gelesen haben; Hosen, die seit 10 Jahren zu eng sind und so weiter. Ich beobachte, dass Menschen, die sehr übersäuert sind, damit oft mehr Probleme haben als gesunde Menschen. Es scheint so zu sein, dass zwischen dem Entsäuern des Körpers, dem Entsäuern der Seele und dem Entrümpeln der Wohnung ein Zusammenhang besteht. Vielleicht fragen Sie sich jetzt ungläubig: „Oh Gott, reicht es denn nicht, wenn ich eine Woche Basenfasten mache und alles andere so lasse, wie es ist?" Sicher reicht es, wenn Sie nicht mehr wollen. Wenn Sie sich aber ständig überlastet fühlen, wenn Ihnen alles zu viel wird, wenn Sie keinen richtigen Überblick über Ihr Leben haben, dann ist eine Entrümpelung der Wohnung eine echte Therapie. Karen Kingston beschreibt dies in ihrem Buch „Feng Shui gegen das Gerümpel des Alltags" auf wenigen

Seiten so treffend und spannend, dass nahezu jeder, der dieses Buch liest, sofort mit Aufräumen beginnt. Es ist immer wieder erstaunlich, wie erfolgreich eine Woche Basenfasten wird, wenn dabei gleichzeitig eine Haussäuberungsaktion stattfindet. Das Bedürfnis zu fasten und den Darm zu reinigen kommt nicht von ungefähr zeitgleich mit dem Bedürfnis nach einem Frühjahrsputz der Wohnung. Sie sehen, Entsäuerung ist weit mehr als eine oder zwei Wochen Ernährungsumstellung. Eine umfassende Entsäuerung des Menschen ist ein vielschichtiger Prozess.

Warum auch eine Psychotherapie entsäuernd wirken kann

Ganz klar – wenn wir uns falsch ernähren, reagiert unser Organismus sauer. Aber wie ist es mit unserem Seelenleben? Wenn wir in einem ausgewogenen Säure-Basen-Verhältnis leben wollen, ist es genauso wichtig, unser Seelenleben ins Gleichgewicht zu bringen. Nicht umsonst sagen wir: „Ich bin total sauer auf ...“ Emotionen sind in der Lage, Einfluss auf unseren Säure-Basen-Haushalt zu nehmen. Es macht folglich keinen Sinn, nur auf eine basenreiche Kost zu achten und zu denken, dass dann der Körper automatisch im Säure-Basen-Gleichgewicht leben kann. Wenn wir ungelöste Konflikte mit uns herumtragen und meinen, unser Organismus bliebe davon unbeschadet, dann haben wir noch nicht begriffen, was „Ganzheit“ eigentlich bedeutet. Oft kommen Patienten zu mir, um eine Entgiftungskur zu machen und signalisieren mir, dass sie nur an ihren körperlichen Problemen arbeiten wollen. Andererseits kommen auch oft Patienten zu mir, die so sehr von der Psychosomatik ihrer Krankheit überzeugt sind, dass sie erst gar nicht bereit sind, eine Therapie mit homöopathischen Medikamenten zu machen. Ich höre dann Sätze wie: „Ach, wissen Sie, ich glaube, bei mir ist das alles psychisch!“ Und was ist die Wahrheit? Die Wahrheit ist, dass jede Therapie den verschiedenen Ebenen unseres Daseins Raum geben sollte, wenn sie Erfolg bringen soll. Und wie funktioniert das? Ich nenne es das Reißverschlussverfahren: Man behandelt die körperliche Ebene und verliert dabei die seelische Ebene nie aus den Augen. Wann immer wir körperlich etwas verändern, wie

es auch beim Basenfasten geschieht, passiert automatisch auf der seelischen Ebene etwas, und das sollten wir nie vernachlässigen. Basenfasten kann, wie auch andere Therapien, viel Seelisches freisetzen,
was uns neue Lebenskräfte geben kann. Dies kann jeder bestätigen,
der schon gefastet hat. Eine Psychotherapie hilft dem Menschen, die
Verantwortung für sein Leben zu übernehmen, und ermöglicht ihm
dadurch, seine Handlungsweisen frei zu gestalten.

Dies befreit ihn von Druck und von Zwängen und wirkt damit aus-
gleichend auf den Säure-Basen-Haushalt.

Basenüberschüssige Ernährung und Homöopathie

Die basenüberschüssige Ernährung und die über 200 Jahre alte, bewährte Heilmethode der Homöopathie ergänzen sich in idealer
Weise. Samuel Hahnemann (1755–1843), der Begründer der homöopathischen Methode, wandte sich enttäuscht vom Arztberuf ab, nachdem er seine medizinische Ausbildung abgeschlossen hatte. Er war
frustriert und empört über die damaligen Methoden der Schulmedizin. Viele Patienten wurden durch ärztliche Behandlungen immer
kränker, da die eingesetzten Arzneien giftig waren, wie beispielsweise
Quecksilber, das zur Behandlung von Hauterkrankungen verwendet
wurde. Hahnemann verdiente seinen Lebensunterhalt viele Jahre lang
als Übersetzer von medizinischen Texten. Bei seinen Studien stieß er
auf den Bericht eines schottischen Gelehrten über den Einsatz von
Chinarinde zur Behandlung von Malaria. Dadurch angeregt, führte er
den legendären Selbstversuch mit Chinarinde durch und entdeckte
das Ähnlichkeitsprinzip. Verkürzt ausgedrückt, besagt es: Substanzen, die beim Gesunden Symptome auslösen können, können die
gleichen Symptome bei einem Kranken heilen. Dadurch motiviert,
begann er zu praktizieren. Mit unermüdlichem Fleiß testete er immer
mehr Arzneien, die er erfolgreich zur Behandlung seiner Patienten
einsetzte. Im Lauf der Jahre konnte er schließlich seine Vision ver-
wirklichen: den Einsatz von Arzneien, die nur Wirkungen, jedoch keine schädlichen und giftigen Nebenwirkungen haben. Es war allerdings
noch ein weiter Weg bis dahin. Erst nach langem Experimentieren ent-

wickelte er das Verfahren der so genannten Potenzierung. Er verdünnte seine Arzneien in mehreren Schritten und verschüttelte sie bei
jedem Verdünnungsschritt. Bei jeder Potenzierungsstufe werden 10
so genannte Schüttelschläge ausgeführt. Ohne die Verschüttelung
können die Arzneien nicht ihre ganze Kraft entfalten. Durch die Erfolge seiner nebenwirkungsfreien Behandlungsmethode wurde Samuel
Hahnemann sehr berühmt und starb im Alter von 88 Jahren in Paris,
wo er die letzten acht Jahre seines Lebens praktiziert hatte. Er war in
ganz Europa bekannt geworden. Seine Schüler verbreiteten die Homöopathie auf der ganzen Welt. Heute wird die Homöopathie vor allem in Europa, Indien und Amerika gelehrt und angewandt.

Die Homöopathie eignet sich zur Behandlung aller Arten von akuten und chronischen Krankheiten, von der banalen Erkältung bis hin
zur Krebserkrankung. Voraussetzung ist, dass sie fachgerecht unter
Beachtung wesentlicher Regeln eingesetzt wird, gemäß der Aufforde-
rung Hahnemanns: „Macht's nach, aber macht's genau nach". Bei
leichteren akuten Erkrankungen besteht für den Laien die Möglichkeit der homöopathischen Selbstbehandlung. Sie hat hierzulande eine lange und erfolgreiche Tradition. Das dazu nötige Wissen wird in
einschlägigen Ratgebern vermittelt (siehe: Weiterführende Literatur). Es muss aber ganz klar gesagt werden, dass die Selbstbehandlung nur bei akuten Erkrankungen durchgeführt werden kann. Akut
heißt, dass die Erkankung nur Stunden bis maximal einige Tage an-
dauert. Alle Erkrankungen, die länger dauern, können nicht vom Lai-
en selbst behandelt werden. Dies muss dem homöopathisch versier-
ten Arzt oder Heilpraktiker vorbehalten bleiben.

Auch über das Verhältnis von Homöopathie und Schulmedizin
gibt es einiges zu sagen. Beide Richtungen ergänzen sich sehr gut und
sollten dementsprechend Hand in Hand arbeiten. Vor allem bei der
Behandlung akut lebensbedrohlicher Erkrankungen und der diagnos-
tischen Abklärung chronischer Erkrankungen hat die Schulmedizin
ihren festen Platz. Durch eine homöopathische Behandlung, die zunächst parallel zur schulmedizinischen einsetzen sollte, kommt es zur
Stabilisierung des Patienten. Mit zunehmender Besserung können
dann schulmedizinische Medikamente eingespart werden; oft kann
man nach längerer Behandlungsdauer schließlich ganz auf sie ver-

zichten. Der Patient wird dann allein mit nebenwirkungsfreien, homöopathischen Medikamenten weiter behandelt.

Wichtig für das Gelingen einer homöopathischen Behandlung ist die Bereitschaft des Patienten zur Mitarbeit. Dies bezieht sich auf die Reduzierung von Genussmitteln und Reizstoffen wie Kaffee, Nikotin, Alkohol und anderer aggressiver Getränke und Nahrungsmittel. Ein gemäßigter Lebensrhythmus mit ausreichend Schlaf und Entspannungsphasen gehört ebenso dazu wie regelmäßige Bewegung und sportliche Aktivitäten.

Durch eine basenüberschüssige Ernährung wird eine homöopathische Behandlung in idealer Weise unterstützt. Die basische Ernährung kann als Basisbehandlung gelten, auf der die Homöopathie aufbaut. Zu einer erfolgreichen homöopathischen Behandlung gehört also auch eine Umstellung der Ernährung. Werden Homöopathie und basenüberschüssige Ernährung miteinander kombiniert, gibt es für die Herstellung und Erhaltung Ihrer Gesundheit praktisch keine Grenzen.

Die Zeit nach der Basenfasten-Woche

Wie Sie recht lange vom Basenfasten profitieren können

Basenfasten ist von Anfang an so angelegt, dass Sie es nicht nur als eine Ausstiegswoche aus dem Alltag betrachten sollten, um danach wieder zur gewohnten Tagesordnung in punkto Ernährungs- und Lebensweise zurückzukehren. Wie schon gesagt, Sie sollten ihren Organismus nicht eine Woche lang mit einer Entsäuerungs- und Entgiftungskur stressen, damit Sie ihr Gewissen beruhigt haben und für ein halbes oder ein ganzes Jahr das Thema Ernährung vergessen dürfen. Unser Körper lässt sich nicht beschummeln. Er hat unendlich viel Geduld mit uns und sieht uns oft jahrzehntelang das Schindluder nach, das wir mit ihm treiben. Zeigen wir ihm doch etwas Anerkennung dafür und ernähren wir uns und ihn so, dass er es mit uns etwas leichter hat! Und der Vorteil für Sie? Wenn sie für ihren Körper wirklich gut sorgen, wird er es Ihnen auf lange Sicht mit Gesundheit und Wohlbefinden danken.

Wenn Sie sich die folgenden Tipps ein wenig zu Herzen nehmen, dann klappt das auch wunderbar.

Aufbautage

Machen Sie sich kurz vor Ende der Fastenwoche/n in aller Ruhe Gedanken über die Zeit nach dem Fasten. Nehmen Sie ein Blatt Papier zur Hand und notieren Sie sich spontan:

- Was hat mir in dieser Basenfastenwoche besonders gut getan?
- Was möchte ich gerne mit in meinen Alltag übernehmen?
- Was hat mir während dieser Woche gefehlt?
- Was kann ich an positiver Erfahrung in meinen Alltag einbauen?

- Was war für mich unmöglich, so dass ich es auf keinen Fall übernehmen werde?
- Auf welche Nahrungs- und Genussmittel konnte ich am leichtesten verzichten?
- Ist es mir morgens oder abends leichter gefallen, auf meine gewohnten Mahlzeiten zu verzichten?
- Wie habe ich mich während der Fastenzeit gefühlt?

Vielleicht haben Sie jetzt auf Ihrem Notizblatt stehen, dass der Verzicht auf Fleisch und Käse Ihnen am leichtesten gefallen ist, während Sie Brot und Kaffee vermisst haben. Dann bietet sich an, die Nahrungsmittel, auf die Sie gut verzichten konnten (hier: Fleisch und Käse), so lange wie möglich aus dem Speiseplan zu streichen. Und nehmen wir einmal an, es ist für Sie sehr angenehm gewesen, morgens nur Obst zu essen, es ist Ihnen aber sehr schwer gefallen, abends auf Ihr gewohntes Brot zu verzichten. Dann sind Sie ein „Morgenfaster" und es empfiehlt sich, das basische Obstfrühstück beizubehalten. Für die „Abendfaster", für die es leichter ist, abends auf eine große Mahlzeit zu verzichten, empfiehlt es sich, die rein basische Mahlzeit am Abend beizubehalten.

Wissenswertes

Grundregeln der Nahrungsaufnahme

Nehmen Sie sich Zeit.

Kauen Sie gründlich!

Konzentrieren Sie sich auf das Essen (Schweigen!).

Essen Sie nicht zu viel.

Essen Sie möglichst nach 19 Uhr nichts mehr.

Versuchen Sie, 2,5–3 Liter Flüssigkeit in Form von stillem Wasser oder Kräutertee zu sich zu nehmen.

Verzichten Sie zunächst auf Genussmittel (Alkohol, Nikotin, Kaffee, Süßes).

Nehmen Sie nach 14 Uhr keine Rohkost mehr zu sich, wenn Sie einen empfindlichen Verdauungstrakt haben.

Essen Sie kein unreifes Obst.

Versuchen Sie, sich an die 80/20-Regel zu halten:

80% der Nahrung sollte basisch, lediglich 20% sauer verstoffwechselt werden.

Wenn Sie ernsthaft Ihre Ernährungsweise ändern wollen, ist es sehr wichtig, dass Sie in sich hineinhorchen um herauszufinden, wonach Sie ein Bedürfnis haben. Je entschlackter Ihr Körper ist, umso klarer erhalten Sie die Antworten. Es macht keinen Sinn, sich ausschließlich nach Kalorien-, Nährstoff-, Vitamin- oder Basentabellen zu ernähren. Sie dienen lediglich der groben Orientierung. Ein entschlackter Körper weiß, was er braucht. Es sind auch hier wieder die Selbstheilkräfte, die dem Körper signalisieren, was er braucht, um gesund zu werden oder gesund zu bleiben. Es macht folglich Sinn, den entschlackten Zustand, der durch das Basenfasten eingetreten ist, so lange wie möglich zu erhalten, um Krankheiten zu vermeiden. Steigen Sie also „sanft" wieder ein – ein Fastenbrechen gibt es beim Basenfasten nicht. Und beachten Sie die elementaren Grundregeln der gesunden Nahrungsaufnahme.

Mit welchen Nahrungsmitteln kann man nach dem Basenfasten wieder beginnen?

Säurebildner sind nicht gleich Säurebildner! Es macht einen Unterschied, ob Sie Cola, Fleisch und Süßigkeiten oder Vollwertgetreide zu sich nehmen. Die folgende Aufstellung zeigt Ihnen die Nahrungsmittelgruppen in der Reihenfolge von 1–11 an, in der Sie diese wieder in Ihren Speiseplan aufnehmen können. Unter 1–3 finden Sie die Nahrungsmittel, mit denen Sie nach dem Basenfasten langsam wieder beginnen können.

1. Vollkorngetreide: Getreideflocken, gekochtes Getreide, geschrotetes Getreide, Nudeln, Brot
2. Sauer wirkende Gemüse wie Rosenkohl, Artischocken, Linsen
3. Milchprodukte

Wenn Sie auf die unter 4–11 aufgeführten Nahrungsmittel ganz oder weitgehend verzichten, wird es Ihnen Ihr Körper danken.

4. Weißmehlprodukte
5. Fisch
6. Geflügel

7. Fleisch vom Rind, Schwein, Kalb, Wild, Lamm, Ziege
8. Wurstwaren
9. Süßigkeiten
10. Limonaden, Cola
11. Alkohol

Vollkorngetreide

Vollkorngetreide enthält Mineralien, welche die Säurewirkung des Getreides etwas reduzieren. Besonders Dinkel und Hafer enthalten viele wertvolle basische Mineralstoffe. Wenn Sie Ihr Getreide aus biologisch-dynamischem Anbau beziehen, dann erhalten Sie Getreide mit höherem Mineralstoffanteil.

INFO

Getreide aus biologisch-dynamischem Anbau ist dem traditionellen Anbau vorzuziehen.

Untersuchungen der letzten Jahre haben gezeigt, dass konventionell angebautes Getreide einen deutlich niedrigeren Mineralstoffanteil hat als Getreide aus biologisch-dynamischem Anbau. Auch bei Obst und Gemüse ist dieser Mineralienrückgang beobachtet worden. Man geht davon aus, dass die Überdüngung unserer Ackerböden und die Monokulturen unsere Böden so auslaugen, dass die Getreide und Gemüse immer weniger Nährstoffe aufweisen. Dazu kommt, dass überwiegend Weißmehlprodukte verzehrt werden. Weißmehlprodukte enthalten nur die sauer wirkenden Anteile des Getreides, und der eigentliche Nährwert – die Mineralien aus dem vollen Korn – ist Ihnen verloren gegangen. Dazu kommt erschwerend, dass alle Auszugsprodukte, also Weißmehlprodukte, Nahrungsmittel mit raffiniertem Zucker und polierte Getreide, nicht nur sauer reagieren, sondern dem Organismus auch viele wertvolle Mineralien entziehen. Damit wirken sie doppelt sauer. Wir bezeichnen sie als Basenräuber.

Wissenswertes

Weißmehlprodukte
Vermeiden Sie Weißmehlprodukte – sie sind Basenräuber.

Doch auch beim Verzehr von Vollwertgetreide gibt es feine Unterschiede. Der Verzehr von Getreidekeimlingen und Getreideflocken ist sicher die gesündeste Art, Getreide zu essen.
Geschrotetes Getreide, wie wir es in den Frischkornbreien kennen, sind für Menschen mit Magen-Darm-Problemen mit Vorsicht zu genießen.

Das ungekochte, eingeweichte und geschrotete Getreide erfordert eine gesunde Verdauungskraft, die unsere heutigen zivilisationsgeschädigten Därme meist nicht mehr ungestraft verkraften. Sicher, sie sind gesund, aber nur, wenn wir sie auch verdauen können! Auch gekochte Getreidegerichte und Brot erfordern eine gewisse Verdauungskraft, wie sie bei Allergikern und Darmkranken oft nicht zur Verfügung steht.

Stellen Sie sicher, dass Sie keine Allergie gegen Getreide haben, bevor Sie nach dem Basenfasten wieder Getreideprodukte zu sich nehmen.

„Saures" Gemüse

Saure Gemüsesorten wie Spargel, Rosenkohl und Linsen wirken nur schwach sauer und können nach der Fastenwoche wieder normal in den Speiseplan eingebaut werden. Bei Spargel sollten Sie bei aller Liebe zum „König Spargel" bedenken, dass immer dann, wenn ein Nahrungsmittel sehr beliebt und en vogue ist, Raubbau mit seinem Anbau getrieben wird. Angesichts der Mengen der verwendeten Spritz- und Düngemittel ist es ratsam, den Spargelkonsum in Maßen zu halten. Probieren Sie doch einmal Schwarzwurzeln – „die Spargel der armen Leut'". Ich persönlich finde sie aromatischer als Spargel, und sie sind – selbst aus biologisch-dynamischem Anbau – preisgünstig.

Milchprodukte

Der Verzehr von Milchprodukten ist natürlich in Grenzen zu halten. Wie ich schon im 3. Kapitel erwähnte, ist Milch primär ein Nahrungsmittel für Säuglinge, also für die Zahnlosen! Der Verzehr von Milchprodukten hat sich inzwischen so ausgedehnt, dass Sie heute selbst im Reformhaus zweimal hinschauen müssen, um sicher zu gehen, dass sich in einem Produkt nicht doch etwas Milch versteckt. Sahne und Butter sind anderen Milchprodukten vorzuziehen, da sie neutral wirken. Stellen Sie sicher, dass Sie keine Allergie gegen Milchprodukte haben. Bevorzugen Sie generell Milchprodukte von der Ziege oder vom Schaf – ihr Eiweiß ist für unseren menschlichen Organismus viel verträglicher als Kuhmilchprodukte.

Achten Sie bei Käse darauf, dass dieser nicht mit Schimmel hergestellt wurde. Dies ist besonders wichtig für Allergiker, vor allem für Asthmatiker. Hier ist Frischkäse, zum Beispiel Ziegenfrischkäse, günstiger.

Wichtig

Milchprodukte, insbesondere Käse, sind für Allergiker und vor allem für Asthmatiker nicht empfehlenswert.

Weißmehlprodukte

Weißmehlprodukte sollten Sie aus den unter Punkt 1 genannten Gründen weitgehend meiden. Der Verzehr von Weißmehlprodukten sollte generell die Ausnahme bilden. Oft gibt es eben im Urlaub oder bei Einladungen keine Möglichkeit, solche Nahrungsmittel zu meiden. Wenn sie den Verzehr auf diese Gelegenheiten reduzieren, dann kann das ein halbwegs gesunder Organismus ausgleichen.

Fisch

Gegen einen Fischverzehr in Maßen ist nichts zu sagen. Bedenken Sie bitte, dass Fisch ein Säurebildner ist. Dazu kommt leider die zunehmende Verschmutzung unserer Gewässer und damit eine immer größer werdende Schadstoffbelastung dieses Nahrungsmittels. Schon lange wissen wir von der zum Teil hohen Belastung bestimmter Fischarten, wie beispielsweise Thunfisch, mit Schwermetallen. In letzter Zeit häufen sich auch Meldungen über Antibiotikabelastung von Zuchtlachsen und Shrimps. Wenn Sie gerne Fisch essen, dann essen Sie ihn bitte höchstens einmal pro Woche.

Geflügel

Auch für Geflügelfleisch, weißes Fleisch, gilt das Gleiche wie für Fisch: höchstens einmal pro Woche. Das Problem der heutigen Fleischherstellung liegt in der Art und Weise der Tierhaltung. Die Massentierhaltung hat ihren Preis, den wir, die Endverbraucher, leider auch mit dem Verlust unserer Gesundheit bezahlen. Dabei kommt es darauf an, in welchen Mengen wir Fleisch verzehren. Obwohl auch Geflügel für eine optimale Fleischproduktion gemästet wird, ist Geflügelfleisch dem Fleisch von Säugetieren vorzuziehen.

Fleisch vom Rind, Schwein, Kalb, Wild, Lamm, Ziege

Fleisch von Säugetieren, sog. rotes Fleisch, hat abgesehen von dem Gehalt an tierischem Eiweiß noch einen weiteren Nachteil. Säugetiere haben eine dem Menschen verwandte Blutzusammensetzung. Die Blutuntersuchung im Dunkelfeld, die von manchen Tierärzten auch bei Säugetieren angewandt wird, zeigt deutlich, welche Auswirkungen schlechte Ernährung und Bewegungsmangel auf das Blut haben. Wenn die Tiere, deren Fleisch wir essen, eine artgerechte Ernährung bekommen würden und ausreichend Bewegung an frischer Luft hätten, wäre gegen ein Fleischverzehr in Maßen nichts zu sagen. Leider erfordert die Massentierhaltung Lebensbedingungen, die das Blut dieser Tiere so verändern, dass sie krank werden. Prof. Dr. Günter Enderlein, der Begründer der Blutuntersuchung im Dunkelfeld, hat eindrücklich nachgewiesen, dass die krankmachenden Strukturen im Blut (=bestimmte Mikroorganismen) durch Braten und Kochen nicht zerstört werden. Sie können Temperaturen von 350 °C überleben. Wir essen folglich das kranke Blut der Säugetiere mit. Diese Strukturen lassen sich im Bratensaft leicht dunkelfeldmikroskopisch nachweisen.

Schon aus diesem Grund ist es ratsamer, eher auf Fisch oder Geflügel auszuweichen. Um den Eiweißbedarf zu decken, genügt es völlig, wenn Sie einmal pro Woche Fisch, Fleisch oder Wurstwaren essen. Da die meisten Menschen zusätzlich Milchprodukte in Form von Butter, Milch, Käse, Quark und Joghurt zu sich nehmen, besteht eher die Gefahr, zu viel als zu wenig tierisches Eiweiß zu essen.

TIPP

Essen Sie höchstens einmal pro Woche Fleisch, Fisch oder Wurstwaren

Wurstwaren

Wurstwaren sind die ungünstigste Form, tierische Produkte zu essen. Abgesehen von dem Gehalt an tierischem Eiweiß enthalten Wurstwaren meist zu viel Salz und Zutaten, die der Haltbarkeit und dem Geschmack dienen. Wurst und Fleisch schmecken im Grunde genommen nicht sehr aromatisch. Was dem Fleisch den Geschmack verleiht, sind letztlich die basischen Gewürze. Oder können Sie sich ein Lammkotelett ohne Pfeffer, Rosmarin und Knoblauch vorstellen? Und diese Gewürze schmecken auf einer basischen Kartoffel genau so gut und sind dort gesünder.

Süßigkeiten

Was soll ich Ihnen über Süßigkeiten erzählen, was Sie nicht schon längst wissen? Ja, ja, ich weiß: Der Geist ist willig und das Fleisch ist schwach! Vor allem dann, wenn der Ärger und der Frust mal wieder die Grenzen des Erträglichen übersteigen. Machen Sie sich nichts daraus. Wenn es dieses Mal nicht geklappt hat, den Süßigkeitsgelüsten Stand zu halten, dann starten Sie eben bei ihrer nächsten Fastenkur einen neuen Versuch.

Sie dürfen ruhig ein wenig Geduld mit Ihren Süchten und falschen Angewohnheiten haben. Es geht hier nicht um eine Meisterschaft im gesunden Leben.

Limonaden, Cola

Limonaden und Cola enthalten jedoch überhaupt keinen Nährwert und die Entscheidung, solche Getränke zu trinken, sind allenfalls die pure Lust auf den pappsüßen Geschmack. Leider wirken sie sich sehr ungünstig auf den Säure-Basenhaushalt aus, da sie dem Körper nicht nur Säuren zuführen, sondern ihm auch basische Mineralien entziehen, wie es alle Zuckerprodukte tun. Wenn Sie unbedingt gesüßte Getränke trinken wollen, ist es günstiger, einen Fruchtsaft zu trinken.

Alkohol

Alkohol hat so vielfältige negative Wirkungen auf unseren Organismus – die Störung des Säure-Basenhaushaltes ist nur eine davon. Ein größeres Problem ist die Bildung freier Radikale, die unter dringendem Verdacht stehen, an der Entstehung von Krebserkrankungen mitzuwirken. Besonders bei Krebserkrankungen im Magen-Darm-Trakt ist der Konsum von Alkohol weitestgehend einzuschränken oder ganz zu meiden. Dennoch ist gegen ein Gläschen Wein bei einer netten Gelegenheit nichts zu sagen. Die Menge macht das Gift!

Die Menge macht das Gift

Was immer Sie zunächst wieder in ihren Ernährungsplan aufnehmen, achten Sie dabei auf die 80/20-Regel: 80 % der Nahrungsmittel sollten basisch verstoffwechselt werden. Wie sieht das in der Praxis aus? Wenn Sie vorhaben, sich Viktoriabarsch mit Zucchinispaghetti zuzubereiten, dann sollte es auf Ihrem Teller so aussehen: ein kleines Stückchen (70–80 g) Viktoriabarsch liegt auf einem, den Teller fast ausfüllendem Bett von Zucchinispaghetti (aus meinen Basenfastenrezepten). Damit ist ein überwiegender Anteil dieses Gerichtes basisch. Das Frühstück an diesem Tag sollte dann möglichst ein Obstfrühstück gewesen sein, und zum Abendessen können Sie ein Brot mit einem vegetarischen Aufstrich, eine Gemüsesuppe oder ein Gemüsegericht essen. Selbst wenn ab und zu ein sehr „saurer" Tag dabei sein sollte, können Sie das gut ausgleichen, indem Sie einmal pro Woche einen rein basischen Tag einlegen.

TIPP

Legen Sie einmal pro Woche einen rein basischen Tag zur Entlastung ein.

Die Ernährung nach dem Fasten

Wenn Sie sich die vorangegangenen Ausführungen auch nur ein wenig zu Herzen nehmen, dann haben Sie schon angefangen, Ihr Leben zu verändern. Und genau das habe ich mit diesem Buch bezweckt. Aber ich möchte Sie davor warnen, zu perfektionistisch zu werden. Perfektionismus erzeugt Stress, und Stress erzeugt Säuren im Körper. Lassen Sie sich Zeit bei der Umstellung Ihrer Ernährungsgewohnheiten.

Denken Sie daran: Leben ist ein Prozess, der ein Leben lang dauert. Sie haben ein ganzes Leben lang Zeit, immer wieder Ihre Lebensgewohnheiten zu verbessern.

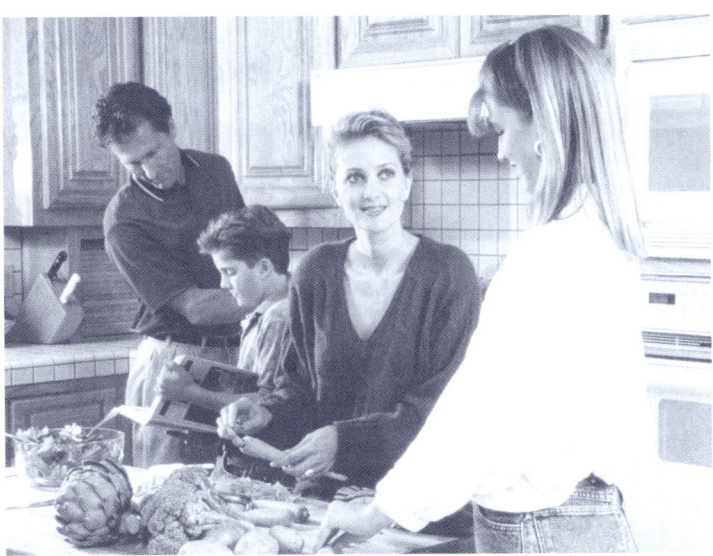

Und es ist besser, Sie nehmen sich zunächst nur ein oder zwei Veränderungen der Ernährungsgewohnheiten vor, die Sie dann auch wirklich praktizieren und auf Dauer beibehalten.

Der Lebensstil

Wenn Sie wirklich dauerhaft Ihre Essgewohnheiten verändern wollen, dann werden Sie nicht umhin kommen, nicht nur Ihre Essgewohnheiten, sondern auch Ihre Lebensgewohnheiten kritisch unter die Lupe zu nehmen. All die Argumente – „Keine Zeit", „Bio ist zu teuer", „Ich habe eben einen zu stressigen Job", „Meine Familie macht da nicht mit", „Ich bin eben süchtig", „Ich vertrage das nicht" und was ich sonst noch immer zu hören bekomme – drücken aus, wie festgefahren wir oft sind. Und – machen wir uns nichts vor: Unsere Lebensumstände schaffen wir uns selbst! Es ist nun mal so, dass das Leben hektischer und stressiger geworden ist. Wie schnell geraten wir in diesen Strudel der Alltagshektik und vergessen dabei, für uns zu sorgen. Umso wichtiger ist es, dass wir uns bewusst mit unserer Lebens- und Ernährungsweise auseinandersetzen und anfangen, bewusster und gesünder zu leben. Eine Basenfastenwoche ist der ideale Einstieg.

Anregungen und Verbesserungsvorschläge bitte an:
Sabine Wacker und Dr. med. Andreas Wacker
Rheingoldplatz 3
68199 Mannheim

Anhang

Rezeptverzeichnis

Rezeptnachweis

1. Matteo's Zitronenmelisse-Eistee:
   von meinem sehr engagierten Sohn Matteo (10 Jahre)
2. Karottensuppe mit frischen Pfifferlingen
3. Zucchinipuffer mit Steinpilzragout
4. Gefüllte Paprika „Försterin Art"
   Die Rezepte 2–4 entstammen der Kreativität meiner
   Schwester Claudia Schäfer.
5. Alle übrigen Rezepte: Sabine Wacker

Weiterführende Literatur

Bleker, M: Blutuntersuchung im Dunkelfeld.
   Semmelweis-Verlag. Hoya 1993

Brancucci, M., Bänzinger, E.: Das große Buch vom Kürbis.
   Fona Verlag. Küttingen 2000

Brecht, E.: Deine Ernährung ist dein Schicksal.
Brecht Verlag. Karlsruhe 1960.

Bruker, M: Osteoporose – Dichtung und Wahrheit.
   Emu Verlag. Lahnstein 1992

Buchinger, O.: Geistige Vertiefung und religiöse Verwirklichung durch
   Fasten und meditative Abgeschiedenheit.
   Turm Verlag. Bietigheim 1967

Buchinger, O., Buchinger, A.: Das heilende Fasten.
   Jopp Verlag. Wiesbaden 1991

Ehret, A.: Die schleimfreie Heilkost. Waldthausen Verlag. Ritterhude

Elmadfa, I, Fritzsche, D: Die große GU Vitamin- und Mineralstoff-
   tabelle. GU-Verlag. München 2000

Fritzsche, H.: Küchenkräuter selbst gezogen.
   Gräfe und Unzer Verlag. München 1970.

Glaesel, K.: Heilung ohne Wunder und Nebenwirkungen.
   Labor Glaesel Verlag. Konstanz 1998

Goldbeck-Hörz, K.: Kristallbilder von Masaru Emoto in: Co'Med
   Nr. 6/2001, Co'Med Verlagsgesellschaft. Hochheim-Massenheim

Gray, R.: Das Darmheilungsbuch, Knaur Verlag. München 1995

Helm, E.: Feld-, Wald- und Wiesen-Kochbuch. Heyne Verlag.
   München 1978.

Hendel, B., Ferreira, P.: Wasser & Salz. Ina Verlag. 2001.

Karlson, P.: Biochemie. Thieme Verlag. Stuttgart 1984

Kingston, K: Feng Shui gegen das Gerümpel des Alltags.
   Rowohlt Taschenbuch Verlag. Reinbek 2000

Lützner, H.: Wie neugeboren durch Fasten.
   Gräfe und Unzer Verlag. München.

Müller, W: Europa –Die perfekte Darmpflege, Scheidegg, 1999

Nöcker, R-M.: Körner und Keime. Heyne Verlag. München 1983

Rau, Th., Werthmann, K., Schneider, P.: Workshop. Sanum-Kehl-
   beck. Semmelweis-Verlag. Hoya 2000

Rauch, E.: Die Darm-Reinigung nach Dr. med. F.X. Mayr.
Haug Verlag. Heidelberg 1957

Reckeweg, H-H.: Homotoxikologie – Ganzheitsschau einer Synthese der Medizin. Aurelia-Verlag. Baden-Baden 1976

Sander, F. F.: Der Säure-Basenhaushalt.
Hippokrates Verlag. Stuttgart 1999

Schmid, R.: Zuhause selber keimen. Verlag Ernährung und Gesundheit. München 1995.

Scholz, N., Lühr, K., Daniel, H.: Fitness für den Darm.
Verlag Gesundheit. Berlin 1998

Silbernagel, S., Despopoulos, A.: Taschenatlas der Physiologie.
Thieme Verlag. Stuttgart 1988

Steiner, R.: Ernährung und Bewußtsein.
Verlag Freies Geistesleben. Stuttgart 1981

Wacker, A., Socha, M.: Homöopathie für Männer.
Verlag Hermann Bauer. Freiburg 2002

Walker, N.: Darmgesundheit ohne Verstopfung.
Waldthausen Verlag. Ritterhude 1994

Walker, N.: Frische Frucht- und Gemüsesäfte
Waldthausen Verlag. Ritterhude 1991

Walker, N.: Täglich frische Salate erhalten Ihre Gesundheit.
Waldthausen Verlag. Ritterhude 1991

Weise, O. D.: Harmonische Ernährung.
Tabula Smaragdina Verlag. München 1993

Werthmann, K.: Enterale Allergien.
Haug Verlag. Heidelberg 1985

Werthmann, K.: Ratgeber für Allergiker und chronisch Kranke.
ebi-Verlag. Kirchlindach 1998

Werthmann, K.: Kinderallergien – erkennen und behandeln durch individuelle Diät. Johannes Sonntag Verlag.
Regensburg 1989

Worlitschek, M.: Praxis des Säure-Basen-Haushaltes,
Haug Verlag. Heidelberg 1998

Worlitschek, M., Mayr, P.: Säure-Basen-Einkaufsführer.
Haug Verlag. Heidelberg 2001

Bildnachweis

Colon-Hydromat II: Firma Herrmann Apparatebau GmbH,
 Dieselstraße 8, 63839 Kleinwallstadt
Grafiken: Matteo Wacker und Dr. med. Andreas Wacker
Karottenzeichnung: Hannelore von Engelhardt, Appen
Kohlrabizeichnung: Hannelore von Engelhardt, Appen
Römisch-Irisches Bad im Friedrichsbad Baden-Baden:
 Mit freundlicher Genehmigung der Carasana-Bäder-Betriebe
 GmbH, Baden-Baden
Rosen (Umrahmung der Menüs): Mit freundlicher Genehmigung der
 Firma Artoz Papier AG, Ringstrasse-West 23, CH-5600 Lenzburg
Sprossenfotos: Mit freundlicher Genehmigung der
 Firma Eschenfelder, Landauer Str. 16, 76846 Hauenstein
 Tel. 06392/7119
 (Bezugsquelle für Saaten, Sprossengläser und Keimgeräte).

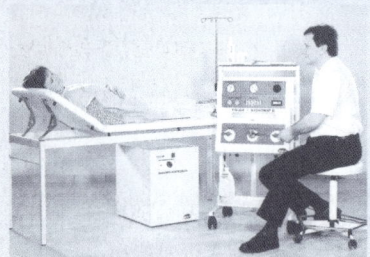
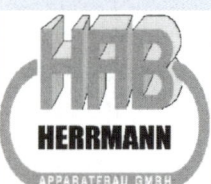

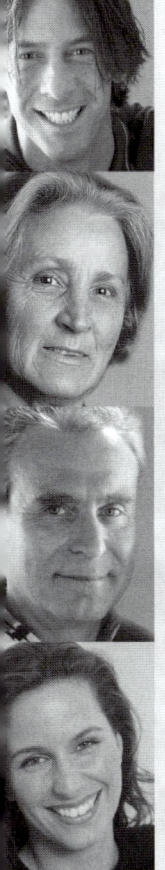
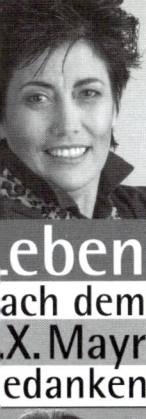
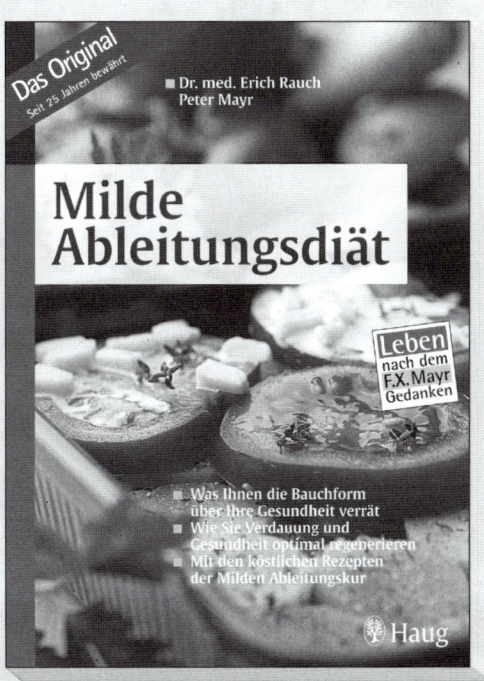
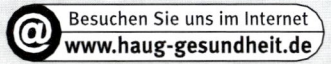
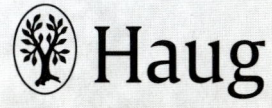

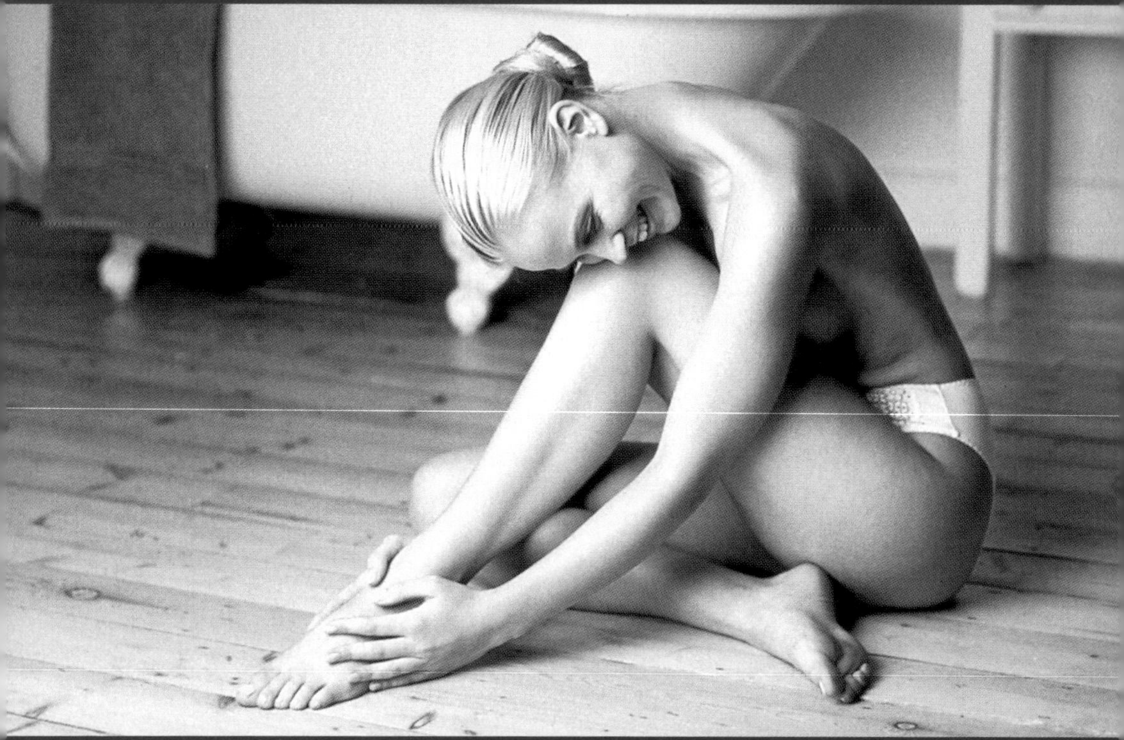

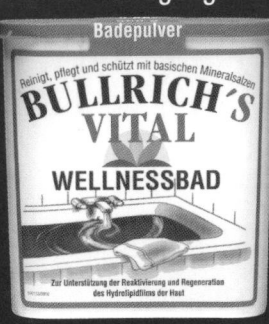